DES RÉTRÉCISSEMENTS

DU

CONDUIT VULVO-VAGINAL

(VOIES GÉNITALES ANTÉRIEURES DE LA FEMME).

DES RÉTRÉCISSEMENTS

DU

CONDUIT VULVO-VAGINAL

(VOIES GÉNITALES ANTÉRIEURES DE LA FEMME)

« Scientiâ duce. »

PAR

Louis DEBRAND,

DOCTEUR EN MÉDECINE.

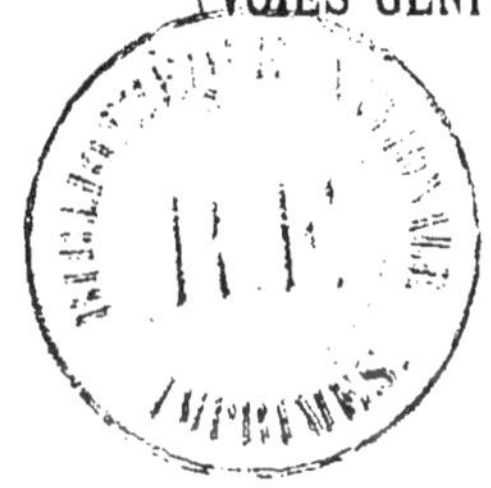

PARIS

A. DELAHAYE et E. LECROSNIER, ÉDITEURS

PLACE DE L'ÉCOLE-DE-MÉDECINE

1884

AVANT-PROPOS

Nous divisons en trois parties les voies génitales de la femme :

1° Les voies génitales *antérieures*, ou conduit vulvo-vaginal, comprenant la vulve et le vagin : c'est l'appareil de la copulation.

2° Les voies génitales *moyennes*, constituées par la matrice seule : c'est, par excellence, l'appareil de la génération.

3° Les voies génitales *postérieures*, composées des ovaires et des trompes : c'est l'appareil femelle de la fécondation.

L'utérus est l'organe central où aboutissent, d'un côté, le conduit vulvo-vaginal, par l'intermédiaire duquel les spermatozoïdes peuvent arriver à la matrice, et de l'autre les canaux tubaires, chargés de livrer passage aux ovules. Que la fécondation ait lieu sur l'ovaire même ou au niveau du pavillon de la trompe, ce qui est ordinaire, ou bien qu'elle se fasse sur tout autre point des voies génitales postérieures, le corpuscule résultant de la fusion du spermatozoïde et de l'ovule revient toujours, en définitive, se fixer aux parois utérines, où il se développe. Nous ne parlons, bien entendu, que de la grossesse normale.

Ici, nous ne nous occuperons que des rétrécissements portant sur les voies génitales antérieures : ce sont, d'ailleurs, les plus intéressants à connaître (1).

Si, pour certaines pages de notre travail, nous avions craint le verdict des gens du monde qui auront occasion de le lire, nous aurions pu leur répondre par ces paroles d'un maître éminent, Tardieu : « Il n'est ni inutile, ni dangereux de divulguer des moyens infiniment mieux connus des malfaiteurs que de ceux qui sont chargés de poursuivre ou d'assurer la répression d'un méfait » (2).

---

(1) Les femmes appelées par le vulgaire « *femmes barrées* » sont celles qui ont soit une atrésie, soit un rétrécissement du conduit vulvo-vaginal.

(2) La lecture de ce livre montrera à quels passages nous faisons allusion.

D'ailleurs, nous aurions, ce nous semble, le droit de leur dire : Pourquoi avez-vous lu ce livre qui ne vous était point destiné ?

Ce n'est pas, en effet, à eux que nous nous adressons, c'est aux médecins seuls. La science a été notre mobile, elle est aussi notre but :

SCIENTIA DUCE.

Paris, juillet 1884.

DES RÉTRÉCISSEMENTS

DU

CONDUIT VULVO-VAGINAL

PRÉLIMINAIRES

En 1859, le Dr Albert Puech a publié un remarquable Mémoire sur l'Atrésie des voies génitales de la femme. L'érudition, dont ce savant praticien fait preuve dans son ouvrage, fait regretter qu'il n'ait pas encore donné suite au projet qu'il avait formé, de donner une étude d'ensemble sur les rétrécissements du conduit vulvo-utérin. Personne, assurément, n'eût été plus apte à traiter cette question importante, car déjà l'auteur était plein de son sujet, grâce aux nombreuses recherches faites pour la rédaction de son premier Mémoire (1).

---

(1) Il y a dans ce mémoire un index bibliographique très complet.

L'historique des rétrécissements se confond naturellement avec l'historique de l'atrésie. C'est donc au travail du Dr Puech qu'il faut demander les détails que ce chapitre comporte. On y verra que, de tout temps, l'attention des médecins a été attirée de ce côté. Hippocrate avait déjà observé qu'après l'accouchement, les parties génitales « se ferment par quelques adhérences. »

Aristote indique l'origine accidentelle ou congénitale de cet accident.

Celse insiste sur le traitement. Pour le pansement, il recommande une espèce de tente ; plus tard, il lui substitue un conduit en plomb (*fistulam plumbeam*).

Aetius (d'Amide) indique les différents sièges que peut occuper cette malformation.

Avicenne recommande d'agir avec prudence dans le traitement des atrésies, de peur de léser le col de la vessie ou de l'utérus. Depuis cette époque de nombreuses observations ont été publiées ; mais toujours on a confondu dans une même description les rétrécissements et les atrésies, et aucune monographie spéciale n'a été consacrée aux rétrécissements. Il y a cependant une différence absolue entre ces deux états pathologiques.

Et d'abord, en quoi consiste le rétrécissement du conduit vulvo-vaginal ?

Il y aura rétrécissement toutes les fois que le canal aura subi dans son calibre physiologique une diminution temporaire ou permanente, causée par une altération histologique ou fonctionnelle des tissus constituant sa paroi ou par un obstacle dépendant des parties adjacentes. Le calibre physiologique du vagin varie selon les individus : nous reviendrons sur ce point dans le courant de notre travail. Nous dirons seulement ici qu'il y a lieu de distinguer : 1° l'étroitesse du conduit vulvo-vaginal, constituée par une

insuffisance primitive des dimensions du canal ; 2° le rétrécissement proprement dit ; ce dernier mot donnant à entendre que le canal, qui en est affecté, a possédé un calibre
plus considérable. Tout vagin qui n'a pas fonctionné est
étroit, et oppose au membre viril une résistance plus ou moins
prononcée. Un vagin peut être rétréci et ne pas être étroit,
de même qu'il peut être étroit et ne pas être rétréci ; ces
nuances se comprennent facilement.

Lorsque, dit Verneuil, un polype fibreux remplit le vagin de manière à gêner l'écoulement des règles, à empêcher la copulation, à entraver l'accouchement, dira-t-on
qu'il y a rétrécissement du vagin ? Non, car si l'on extirpe
la tumeur, la cavité vaginale recouvrera sa capacité normale et sera même agrandie (1).

Nous pensons, nous, que ce cas est un type de rétrécissement passager. La sténose existera tant que l'ablation de
la tumeur n'aura pas été faite. Lorsqu'elle aura été enlevée,
il est évident que personne ne trouvera rétréci le calibre du
vagin, au contraire.

Quand l'obstacle siège en dedans de la paroi, comme
dans le cas supposé par Verneuil, ou lorsqu'il est développé
en dehors de cette paroi, dans un organe en rapport médiat ou immédiat avec elle (tumeurs du voisinage), il n'y a,
si l'on veut, qu'un rétrécissement apparent du calibre, et
l'on dit alors qu'il y a obstruction. Le rétrécissement proprement dit est donc intrinsèque, tandis que l'obstruction

---

(1) Nous devons une mention particulière à l'article magistral que
M. le professeur Verneuil a consacré à l'étude du rétrécissement
en général, dans le Dictionnaire encyclopédique des Sciences médicales. Bien que cet article ne concerne pas spécialement les rétrécissements du canal vulvo-vaginal, les considérations de M. Verneuil s'appliquent d'une façon si exacte à l'élytrosténie, que cet
article constitue un guide extrêmement précieux.

est extrinsèque ; mais au point de vue clinique il y a rétrécissement dans les deux cas, puisque dans les deux cas il y a obstacle au coït.

Nous disions plus haut qu'il ne faut pas confondre rétrécissement et atrésie. Le mot atrésie (a, privatif ; τρησίς, perforation) implique l'idée d'imperméabilité absolue ; le rétrécissement permet au moins le passage de quelques gouttes de liquide, et, dans le cas particulier, l'écoulement plus ou moins facile des règles. Ces deux mots ne sauraient donc être employés indifféremment l'un pour l'autre, et c'est commettre une erreur que de les confondre.

Dans le cours de ce travail nous appellerons les rétrécissements du conduit vulvo-vaginal tantôt angustie, tantôt sténose vaginale, ou bien encore élytrosténie (ελυτρον, vagin ; στενος, étroit). Nous ne créons ce dernier mot que pour exprimer plus rapidement notre pensée, en évitant l'emploi d'une longue périphrase, et non pour mettre en circulation un néologisme, car la terminologie médicale est déjà suffisamment complexe (1). On a encore nommé colposténose l'affection qui nous occupe (χολπος, vagin ; στενος, étroit).

. (1) Le mot élytrosténie, ne désignant, à proprement parler, que la sténose du segment vaginal du conduit, nous devrions appeler vulvosténie, l'angustie du segment vulvaire. Mais nous n'emploierions ce terme que si la clarté du sujet l'exigeait ; sinon, élytrosténie voudra dire rétrécissement du conduit vulvo-vaginal tout entier, aussi bien du segment vulvaire que du segment vaginal : cette dénomination, du reste, est conforme aux règles de la nomenclature médicale, puisque le vagin constitue la partie principale du canal.

CHAPITRE PREMIER.

DESCRIPTION DU CONDUIT VULVO-VAGINAL.

§ 1ᵉʳ. — DÉFINITION.

Tous les médecins ne sont pas d'accord au sujet des limites qu'il convient d'assigner à ce canal. Il est cependant facile de trouver une définition qui ne prête à aucune confusion. Pour cela il suffit que le même nom représente toujours les mêmes parties. Certains auteurs considèrent comme synonymes les noms de conduit vulvo-utérin et de conduit vulvo-vaginal; mais ces deux termes ont une signification bien distincte; en effet, le conduit vulvo-utérin est constitué par les cavités génitales de la femme, depuis la vulve et le vagin, jusqu'à l'utérus inclusivement (Littré et Robin); c'est ce canal à grande courbure, décrit par tous les accoucheurs, qui, au moment de la parturition, livre passage au fœtus (1).

---

(1) Nous aurions pu, modifiant le titre de cet ouvrage, étudier les rétrécissements du conduit vulvo-utérin; mais la sténose du canal cervical, qui, seul dans la matrice, est susceptible de se rétrécir, offre une importance trop secondaire relativement à celle du vagin et de la vulve, pour que nous lui accordions une description isolée. Du reste, nous serions obligé à des répétitions tout au moins inutiles : l'esprit judicieux du lecteur comblera cette lacune volontaire, en appliquant au rétrécissement du col utérin un certain nombre de détails relatifs à l'élystrosténie; cette façon de procéder ne souffrira aucune difficulté en pratique, nous en sommes convaincu.

Le conduit vulvo-vaginal est beaucoup moins étendu, surtout pendant la grossesse : le vagin et la vulve entrent seuls dans sa composition. Il y a donc entre les deux canaux une différence sensible, et l'on ne saurait les considérer comme analogues. Donner au conduit vulvo-vaginal le nom de conduit vulvo-utérin, comme l'ont fait Cazeaux, Cruveilhier, Richet et d'autres, c'est s'exposer à ne pas être compris, si le contexte n'indique pas clairement de quelle partie des voies génitales il s'agit.

Il faut au langage médical plus de précision, et toute définition présentant un sens équivoque doit être rejetée. Nous pensons donc éviter toute cause d'erreur, en prenant pour base de notre définition les données fournies par l'histologie et la physiologie : nous dirons que le canal vulvo-vaginal est le conduit qui, s'étendant de la fente vulvaire ıu col utérin, est recouvert d'un épithélium pavimenteux stratifié (1) et peut servir à la copulation.

Qu'on nous permette de rappeler la constitution de ce canal; cet aperçu sera d'une très grande utilité, car il donnera lieu à d'intéressants commentaires et mettra en relief certains points, dont la connaissance est indispensable pour l'étude de l'élytrosténie.

§ 2. — Description.

Le canal vulvo-vaginal peut et même doit se décomposer en deux parties bien distinctes : la portion vulvaire et la portion vaginale. Nous donnerons à chacune d'elles la dé-dénomination de segment.

---

(1) On sait que l'épithélium prismatique, qui tapisse la cavité cervicale, devient brusquement pavimenteux, au niveau des lèvres du museau de tanche.

Segment vulvaire.

C'est la première partie du conduit. Sa longueur, qui est ordinairement de 2 ou 3 centimètres, est variable selon les sujets, l'embonpoint, les habitudes. Il est relativement plus considérable chez les petites filles, puis chez les jeunes filles, que chez les femmes plus avancées en âge. Cette longueur peut atteindre 5 et 6 centimètres chez la femme adulte. D'ailleurs, au seul point de vue anatomique, on peut observer des différences remarquables, selon que l'hymen est plus ou moins rapproché de la fente vulvaire.

Nous parlerons plus loin des causes qui peuvent faire varier les dimensions de ce segment.

Bord antérieur. Lorsque les organes sont au repos complet, le bord antérieur de ce canal, qui est alors virtuel, présente une configuration différente, selon qu'on l'examine chez l'enfant ou chez l'adulte. En effet, chez les petites filles, la vulve est entr'ouverte à la partie supérieure et fermée en bas. Au contraire, chez la femme adulte, elle est ouverte en bas et fermée en haut. Devergie, Toulmouche et Tardieu ont eu soin de signaler cet aspect extérieur des parties génitales. La juxtaposition permanente des grandes lèvres à leur partie inférieure, chez l'enfant, nous paraît être une cause adjuvante réelle de leur soudure, laquelle se produit plus fréquemment à cet âge qu'à l'âge adulte. Lors de soudure congénitale des grandes ou des petites lèvres, cette disposition anatomique est même la principale cause à invoquer pour expliquer cette cohérence. Ajoutons que cette différence d'aspect chez l'enfant et chez la femme, tient surtout à l'intervention chez celle-ci, d'une cause étrangère à l'enfance : les rapports sexuels.

Le bord antérieur de ce segment vulvaire n'a pas la même direction à tous les âges de la vie. Chez la petite fille, il est vertical ou à très peu près, de sorte qu'à cette époque, la miction peut s'opérer de même dans les deux sexes. Mais chez la femme adulte, ce bord devient oblique de haut en bas et d'avant en arrière, ce qui imprime au jet de l'urine une direction à peu près verticale.

Ce bord a la forme d'une fente longitudinale chez les femmes vierges ; mais lorsque la femme a été mère, ou bien que des rapprochements sexuels répétés, ou de mauvaises habitudes ont produit les déformations qu'a si bien décrites le Dr Martineau, le bord antérieur du canal vulvaire présente une véritable surface, limitée de chaque côté par les grandes lèvres qui, flasques et ridées, sont entr'ouvertes, et laissent apercevoir sur un plan plus profond les organes que nous décrirons bientôt.

Les grandes lèvres se réunissent en haut pour former la commissure antérieure ou supérieure, en bas pour former la commissure inférieure, appelée fourchette : bride saillante tendue au devant du canal vulvo-vaginal. Au moment de l'accouchement, elle se déchire et produit une cicatrice qui, le plus ordinairement, n'amène aucune modification dans le calibre de l'entrée du vagin, pourvu toutefois que la déchirure ne soit pas très étendue. C'est à ce niveau que se pratique la suture des grandes lèvres dans l'épisiorrhaphie : opération qui a pour but de rétrécir le bord antérieur du segment vulvaire, lors de prolapsus utérin rebelle à d'autres traitements.

Bord postérieur. — Quoique constamment formé par les mêmes organes, il présente dans sa configuration de nombreuses variétés, et cela à cause de la présence de l'hymen, lequel est essentiellement polymorphe.

Etablissons d'abord une division dont on verra de suite l'utilité. On peut reconnaître à ce bord deux parties : l'une, antérieure ou pubienne, comprend la commissure supérieure, le clitoris, le vestibule, le méat urinaire et le tubercule antérieur du vagin ; l'autre, postérieure ou sous-pubienne est représentée par l'hymen ou les caroncules circonscrivant l'orifice vulvo-vaginal. Il est exceptionnel de voir un rétrécissement porter sur la première partie, tandis que la partie sous-pubienne en est le siège le plus ordinaire. Du reste la sténose de cette portion pubienne ne devrait attirer l'attention du clinicien, que si elle était assez prononcée pour gêner l'émission de l'urine.

Disons maintenant quelques mots de chacune des parties qui entrent dans la composition du bord postérieur du canal vulvaire.

Au-dessous de la commissure supérieure que nous connaissons déjà, est le clitoris (κλειτορίζειν, chatouiller, parce que cette partie est un des principaux foyers de volupté sexuelle). L'analogie de cet organe avec le corps caverneux de l'homme indique que c'est un tissu érectile et que, tout en étant à l'état de repos réduit à des proportions assez restreintes (2 centimètres depuis son attache aux branches du pubis jusqu'à l'extrémité du gland), il peut, sous l'action de l'influx sanguin, prendre des dimensions plus ou moins considérables. Cette turgescence, presque insignifiante lorsque le clitoris a un volume normal, arrive à constituer un obstacle sérieux à la copulation, lorsque ce corps acquiert les dimensions énormes que nous citerons bientôt. La direction curviligne qu'il prend pendant l'érection, grâce à la présence des freins, fait que, dans un certain nombre de cas, cet organe joue le rôle d'une véritable barrière, qui, placée à l'entrée des voies génitales, la ré trécit d'autant plus que la clitorismie est plus prononcée.

Au-dessous du clitoris, on trouve une petite surface excavée, triangulaire, limitée en bas par le méat urinaire et le tubercule antérieur du vagin : c'est le vestibule.

Le méat urinaire présente, à l'examen, des aspects bien différents : parfois punctiforme, il peut atteindre des diamètres inimaginables. On trouve dans les auteurs plusieurs observations, où le méat urinaire était suffisamment dilaté pour permettre la copulation. Nous signalons ce détail, parce que, comme nous le verrons, on a pris quelquefois pour un orifice vulvo-vaginal rétréci un méat urinaire ainsi dilaté.

Toutes les parties que nous venons de passer en revue, peuvent être détruites et remplacées par des cicatrices difformes qui rétrécissent l'entrée du vagin. Devons-nous ajouter que dans ces circonstances on ne trouve plus les points de répère, qui, à l'état normal, permettent de pratiquer le cathétérisme sous les vêtements?

La portion sous-pubienne du bord postérieur du canal vulvaire est la plus importante : elle comprend en effet l'hymen, les caroncules et l'orifice vulvo-vaginal.

Nous ne parlerons pas ici de l'hymen, parce que nous consacrerons à son étude un chapitre spécial, sous le titre de rétrécissement physiologique. On désigne sous le nom de caroncules (petits morceaux de chair, *carunculæ*) de petites excroissances charnues qui, placées au point de jonction du segment vulvaire et du segment vaginal, établissent entre ceux-ci, par les saillies qu'elles forment, une ligne de démarcation plus ou moins accentuée. Le Dr Ledru a distingué quatre espèces de caroncules : 1° les caroncules myrtiformes ou extrémités renflées des replis transversaux du vagin, situées en arrière de l'hymen et de ses débris, sur les parties latérales; 2° un tubercule antérieur et un postérieur, extrémités des colonnes correspondantes du vagin;

3° les caroncules glandulaires ou bourrelet proéminent autour des orifices des glandes muqueuses; 4° les caroncules hyménales (ainsi appelées par Devilliers), débris irréguliers de l'hymen. Les anatomistes, selon la remarque de Buffon, ne sont pas d'accord entre eux sur le nombre et la qualité de ces caroncules: Sont-elles seulement des rugosités du vagin (1)? Sont-elles des parties distinctes et séparées? Sont-elles des restes de la membrane hymen? Le nombre en est-il constant? N'y en a-t-il qu'une seule ou plusieurs dans l'état de virginité? Chacune de ces questions a été faite, et chacune a été résolue différemment. Quoi qu'il en soit, ces caroncules peuvent s'enflammer ou s'hypertrophier au point d'amener la sténose plus au moins accentuée de l'entrée du vagin.

L'hymen et les caroncules, doublés de l'anneau vulvaire, circonscrivent l'orifice vulvo-vaginal, dont la description se confond avec celle de l'hymen.

Parois. — Le segment vulvaire est fermé de toutes parts par une paroi comprenant les grandes lèvres, les petites lèvres et le sillon qui les sépare.

Les grandes lèvres sont deux replis de la peau qui vont de la partie inférieure du mont de Vénus à la partie antérieure du périnée. Elles servent à protéger les organes plus délicats et plus sensibles situés au-dessous d'elles. Ce sont elles qui, à proprement parler, constituent la vulve (*vulva*, porte : les anciens avaient comparé la vulve aux deux battants d'une porte s'ouvrant au moment du fonctionnement des organes génitaux).

Les petites lèvres ou nymphes (νυμφαι, divinités des fon-

---

(1) Le Dr Puech a cité le cas d'une femme qui n'avait jamais eu d'hymen et qui présenta, après son accouchement, quatre caroncules myrtiformes.

taines, parce qu'on pensait autrefois qu'elles étaient destinées à diriger le jet de l'urine) commencent au clitoris, auquel elles envoient un prolongement, et vont se perdre en
bas sur les parois de la vulve. Il est intéressant de savoir
que les nymphes peuvent avoir une longueur démesurée, et
rétrécir à ce point l'entrée du vagin, que l'art doit intervenir
pour permettre aux rapports sexuels de s'effectuer avec facilité. Cette hypertrophie est congénitale ou acquise. Ainsi,
au rapport de tous les voyageurs, les Hottentotes ont les
petites lèvres d'environ un demi-pied; elles forment un voile
membraneux auquel on a donné le nom de tablier (1). Quand
elle est acquise, cette hypertrophie est due à l'influence de
mauvaises habitudes (masturbation, saphisme), ou bien elle
est le résultat de la manœuvre de la machine à coudre, de
la marche, de l'équitation, en un mot de toute cause exi-
geant la répétition fréquente de mouvements, combinés de
telle sorte que les cuisses viennent frotter contre les petites
lèvres.

Quand on pratique le toucher vaginal chez une femme
ainsi conformée, il faut avoir soin de conduire le doigt le
long du périnée, afin de pénétrer dans le vagin par la partie inférieure du segment vulvaire. Nous savons, en effet,
que les nymphes ne descendent pas aussi bas que les
grandes lèvres, et que la vulve, plus large à ce niveau chez
la femme adulte, devient plus facilement béante. Si l'on
n'observe pas ce précepte, l'indicateur se perd dans les replis des nymphes ; on tâtonne toujours, on se trouble parfois, et la situation est aussi pénible et même ridicule pour
le médecin qu'elle est désagréable pour la patiente.

---

(1) D'après Cuvier, les Hottentotes n'ont pas de tablier, mais seulement les Boschemanes, nation de l'intérieur de l'Afrique et dont
quelques individus se rapprochent de la colonie du Cap. Il est juste
de dire que ces deux pays sont limitrophes.

Ce qui a lieu pour le toucher vaginal arrive également dans le coït, et, lorsque celui-ci peut être pratiqué, ce n'est qu'en produisant une sorte d'intussusception des parties hypertrophiées, laquelle rétrécit plus ou moins le segment vaginal du conduit.

Nous ne ferons qu'indiquer une dépression, située à la partie inférieure de la vulve, entre les grandes lèvres et l'entrée du segment vaginal : c'est la fosse naviculaire sur laquelle nous devons revenir.

SEGMENT VAGINAL.

Configuration. — Ce segment commence à l'orifice vulvo-vaginal et se termine au niveau du col utérin. Il faut savoir que ce conduit n'est pas rectiligne, mais décrit une légère courbe à concavité antérieure et supérieure : point important à noter pour le traitement des rétrécissements. Plus étroit à son point d'origine, le segment vaginal s'élargit à mesure qu'il se rapproche de ses insertions à la matrice : il affecte donc la figure d'un cône tronqué dont le sommet est tourné du côté de la vulve.

Le segment vulvaire présente un aspect absolument analogue de forme, avec cette seule différence qu'il est moins long ; la partie la plus étroite des deux segments répond à l'orifice vulvo-vaginal. L'adossement du sommet de ces deux cônes tronqués constitue le rétrécissement physiologique du conduit. Sa longueur est extrêmement variable et peut osciller entre 5 et 12 centimètres, sans que de telles dimensions dénotent un état pathologique.

Rapports. — Au point de vue qui nous occupe, nous devons connaître d'une façon précise les principaux rapports que le segment vaginal affecte avec les organes voisins. La pratique de chaque jour montre tout le profit que l'on peut retirer de cette étude.

Tout d'abord, exposons, d'après le Dr Révillout, les connexions du segment vaginal avec l'aponévrose périnéale supérieure et les muscles circonvoisins.

Cette aponévrose s'étend du pubis et des bords supérieurs des trous obturateurs jusqu'au sacrum, où elle s'insère sur l'espèce de crête saillante que l'on sent au bord de l'échancrure ischio-coccygienne, vers la partie moyenne de l'os, au-dessus des trous inférieurs. Elle divise donc le bassin en une partie supérieure qui ne contient presque pas de fibres striées, et en une partie inférieure qui en contient beaucoup. Le vagin croise obliquement cette aponévrose et il la dépasse à peu près de toute sa moitié supérieure. Cette moitié supérieure se trouve donc isolée de tout muscle strié et volontaire.

Il est loin d'en être de même dans sa moitié sous-aponévrotique ; là, des faisceaux musculaires antéro-postérieurs, passant de chaque côté du vagin pour se diriger vers le rectum, l'embrassent ainsi sur une hauteur d'à peu près 7 centimètres, au point d'union de sa face postérieure avec la face antérieure du rectum.

Les premiers faisceaux, qui s'insèrent sur la partie la plus médiane de l'aponévrose, forment un ensemble trapézoïde qui va s'étaler en éventail sur les côtés du rectum, et embrassent le vagin sur une hauteur d'environ 4 centimètres et demi vers ses bords postérieurs.

Les faisceaux inférieurs peuvent mériter le nom de releveurs de l'anus, car, très rapprochés du constricteur vulvaire, ils se dirigent obliquement de haut en bas et d'avant en arrière. Il y a maintenant d'autres faisceaux un peu plus externes et plus postérieurs à leur origine ; ils représentent

un muscle triangulaire. Nés sur la face postérieure de l'aponévrose supérieure, ils se portent en se renforçant sur les
côtes du rectum et du vagin, où ils s'étalent en éventail très
allongé. La contraction de ces faisceaux puissants peut
étrangler latéralement la partie moyenne du vagin, au point de
produire un rétrécissement considérable du segment vaginal ; c'est ce qui est survenu chez une malade dont l'observation est rapportée plus loin, comme exemple de vaginisme supérieur.

Quant aux faisceaux moyens du muscle improprement
nommé releveur de l'anus, ce sont évidemment de puissants
constricteurs du vagin, non moins que, comme l'avait remarqué Cruveilhier, du rectum lui-même. En se contractant, ils attirent le bas du rectum obliquement en avant et
en haut, ils le serrent contre le vagin dont la direction dans
toute cette moitié inférieure est perpendiculaire au sens du
mouvement. En même temps, ils pressent de chaque côté
le vagin lui-même, de manière à diminuer notablement sa
capacité.

C'est particulièrement dans l'élytrosténie spasmodique
du conduit vulvo-vaginal que cette action musculaire devient sensible. Alors, les divers faisceaux que nous venons
de décrire se contractant anormalement, il peut en résulter
une angustie totale ou partielle du segment.

La face antérieure du segment vaginal est en rapport intime avec le bas-fond de la vessie en haut, et en bas avec
le canal de l'urèthre qui paraît être creusé dans son épaisseur.

Ce dernier détail nous explique l'erreur de certains maris
ignorants qui, prenant un rétrécissement très prononcé du
vagin pour l'état normal, ont voulu créer un chemin là où
il n'y en avait pas, et ont fini par imposer à l'urèthre une
fonction dont la nature ne l'avait pas chargé. On rapporte

même le fait d'un accoucheur émérite, qui, dans ces conditions, croyait avoir constaté un rétrécissement organique du vagin : il touchait la femme par le canal de l'urèthre, et prenait l'écoulement involontaire des urines, qui en était résulté, pour l'écoulement des eaux de l'amnios.

L'union du vagin avec la vessie même expliquent la coexistence de la chute de l'utérus et de la cystocèle vaginale (hernie de la vessie dans le vagin), et permettent de bien comprendre en même temps l'opération que Marion Sims a pratiquée, le premier, pour remédier à cette infirmité. Le principe de l'opération est celui-ci : retrancher une partie de la cloison vésico-vaginale, de façon à rétrécir le calibre du vagin. Quel que soit le procédé employé, on suture les bords de la surface avivée, et le rétrécissement du canal sera, on le conçoit, d'autant plus prononcé que la perte de substance aura été plus étendue. Nous reparlerons de cette méthode.

Lors d'élystroténie considérable, l'instrument tranchant peut agir sur la paroi antérieure du segment vaginal, sans qu'il y ait à craindre la blessure du péritoine ; on peut même sectionner assez profondément cette cloison, épaisse d'environ 8 millimètres ; mais il ne serait pas prudent de donner à l'incision plus de 1/2 centimètre, car on s'exposerait alors à pénétrer dans la vessie, et par conséquent à créer une fistule vésico-vaginale. La cloison est plus épaisse au niveau de l'urèthre, ce qui rend plus difficile la lésion de celui-ci.

On peut donc agir sur la paroi antérieure du vagin sans être taxé d'imprudence. Aussi M. Richet nous paraît émettre une opinion un peu exagérée, quand il dit qu'on ne peut tenter le débridement que sur les parois latérales du vagin. Cette méthode est plus sûre évidemment, mais cela ne veut pas dire que l'autre soit téméraire.

Il est maintenant un rapport de la plus haute importance, c'est celui du segment vaginal avec le rectum : la face
antérieure de cet intestin est soudée à la *face postérieure*
du vagin, immédiatement en bas (avec interposition, toutefois, d'un tissu cellulaire moins dense qu'à la face antérieure), et médiatement dans son tiers supérieur où le péritoine forme le cul-de-sac recto-vaginal (1).

Aussi, quand, dans sa partie supérieure, le segment vaginal
est extrêmement rétréci, et que l'on se propose de lui rendre son calibre par la méthode sanglante, il faut, pour ne
pas léser le péritoine, faire des incisions très peu profondes
et multipliées, à la partie moyenne du segment, et ne plus
se servir du bistouri, quand on arrive à une certaine distance
du cul-de-sac péritonéal. La mort dans ces cas est survenue,
soit par l'imprudence de l'opérateur, soit par la propagation
de l'inflammation consécutive au péritoine voisin. Qu'une
pareille éventualité soit toujours présente à l'esprit du chirurgien et le rende très circonspect dans l'emploi du bistouri, lors de sténose de la partie supérieure du conduit !

En bas, ce danger n'est pas plus à redouter, car il y a un espace triangulaire de 2 ou 3 centimètres de longueur entre
la paroi postérieure du segment vaginal et la paroi antérieure du rectum, lesquelles s'écartent l'une de l'autre pour
suivre la direction qui leur est propre. Entre ces deux pa-

---

(1) Jusqu'où descend la séreuse abdominale sur la face postérieure du vagin?

Il y a évidemment bien des variétés individuelles, et il est difficile de fixer une moyenne. Ainsi, Tillaux le fait descendre jusqu'à
3 centimètres, à partir de l'insertion du vagin au col; Richet à
2 centimètres; Sappey, à 12 ou 15 millimètres; Legendre donne au
cul-de-sac péritonéal une étendue encore moindre. Quoi qu'il en
soit, il faut savoir que tout instrument, comme le dit Richet, enfoncé au-dessous du col, dans la paroi vaginale postérieure, pénètre, à coup sûr, dans le péritoine?

rois il y a un tissu cellulaire abondant, dont la présence permet de ne pas craindre la lésion d'organes importants, lors d'intervention armée intéressant l'origine du segment vaginal.

Quant aux *parois latérales*, un seul rapport nous intéresse : celui de l'extrémité inférieure du segment vaginal avec le bulbe du vagin, qu'il faut prendre soin de ne pas léser avec le bistouri, car l'hémorrhagie que l'on occasionnerait serait, sinon grave, du moins fort gênante.

Nous ne parlerons pas des gros vaisseaux situés sur les côtés du vagin, car aucun chirurgien n'aurait la hardiesse de faire porter la section aussi loin.

Rides. — Il existe à la surface interne des parois vaginales des rides transversales plus ou moins prononcées ; ces saillies imbriquées partent toutes d'une crête médiane située sur les parois antérieure et postérieure du vagin. Ce sont les *colonnes* du vagin beaucoup plus proéminantes et beaucoup plus nombreuses à l'entrée du segment vaginal ; cette disposition particulière rend plus sensible l'étroitesse du conduit à ce niveau. La structure de ces colonnes est celle du tissu caverneux, d'où leur érectilité. Il survient donc, au moment du coït, un certain gonflement de la muqueuse, qui, rétrécissant légèrement la lumière du canal, rend plus intime le contact du pénis et de la muqueuse, et devient une source de volupté plus grande qui concourt à assurer le résultat de l'acte sexuel.

Les solutions astringentes concentrées donnent à ces rides un relief plus prononcé : c'est là une des causes principales des rétrécissements consécutifs aux injections astringentes. Nous reviendrons d'ailleurs sur ce sujet en étudiant l'élytrosténie artificielle.

Très multipliées chez les vierges, ces rides deviennent

plus tard de moins en moins accentuées à mesure que les rapports sexuels ou l'accouchement amènent la dilatation du vagin ; celui-ci est d'autant plus étroit, que ces rides sont plus nombreuses et plus saillantes ; elles ont donc pour but et pour effet de fournir à l'ampliation du vagin. Tel n'est pas l'avis de M. Sappey.

L'extrémité supérieure du segment vaginal embrasse le col utérin, sur lequel il s'insère à des hauteurs variables, formant quatre culs-de-sac, dont le postérieur est plus profond que l'antérieur.

Nous ne dirons rien du col de la matrice, sinon qu'il s'avance plus ou moins loin dans le vagin, et que son hypertrophie peut apporter au coït un sérieux obstacle, en diminuant la longueur du segment.

Bulbe. — Sur les parties latérales et antérieures de l'orifice vaginal, on trouve deux organes érectiles, pyriformes : les bulbes du vagin longs de 3 ou 4 centimètres. Leur face interne s'applique sur tout le pourtour de l'orifice vaginal qui se trouve rétréci lorsque le bulbe se gonfle. Les bulbes ne forment, pour ainsi dire, qu'un seul organe, car ils se rejoignent au-dessous de la racine du clitoris. Il peut s'hypertrophier, et acquérir un volume tel que le coït devienne impossible. Le docteur Howitz a rapporté une observation de ce genre dans la *Gazette médicale de Saint-Pétersbourg*, année 1876. Depuis longtemps, on connaît le rôle du bulbe dans l'élytrosténie passagère qui se produit au moment du coït. Ainsi le physiologiste hollandais Reinier de Graaf l'exprimait en ces termes vers le milieu du xviie siècle : la fonction de ce plexus est de rétrécir l'orifice du vagin, et d'embrasser plus exactement le membre viril ; le bulbe, en effet, distendu par une grande quantité de sang, est obligé de se porter en dedans et de rétrécir ainsi l'orifice vulvo-vaginal, attendu que les fibres charnues du sphincter qui le compriment, l'empêchent de se porter en dehors (1).

Structure et propriétés. — Terminons l'étude du conduit vulvo-vaginal par une description très succincte des diverses couches qui en constituent la paroi. Celle-ci a une épaisseur de 3 ou 4 millimètres, mais elle est plus considérable pendant la gestation. Elle est composée de trois tuniques : l'externe est cellulo-fibreuse ; la moyenne est formée de fibres musculaires lisses, s'insérant en avant aux branches ischio-pubiennes, et se continuant en arrière avec les fibres de la couche moyenne de l'utérus et les ligaments utéro-sacrés ; l'interne est muqueuse, munie de papilles et recouverte d'un épithélium pavimenteux stratifié. Ce sont les travaux de Kobelt et de Rouget qui ont démontré l'érectilité des parois du vagin dont nous avons parlé à propos des rides ; Robin ne pense pas que le tissu érectile entre dans leur composition, mais il est probable qu'il se trompe.

La connaissance de la structure des parois vaginales est utile pour comprendre certains points relatifs à l'histoire de l'élytrosténie.

Quelles sont les propriétés physiologiques du conduit vulvo-vaginal ? Ces propriétés, dues à la présence dans le vagin de tissu connectif, de tissu musculaire et particulièrement de fibres élastiques, ont pour fondement l'élasticité, propriété purement physique qu'ont les corps de se laisser écarter de leur forme primitive, pour y revenir, dès que la cause qui les distendait cesse d'agir. A ce point de vue, le

---

(1) Nous n'avons pas la prétention de faire la description complète des organes constitutifs du conduit vulvo-vaginal. Nous rappelons simplement les notions qui nous paraissent immédiatement nécessaires à l'intelligence de notre sujet.

vagin est un organe faiblement, mais parfaitement élastique.

La première, la contractibilité, est une propriété vitale élémentaire qui permet, selon la remarque de Verneuil, au conduit qui en est doué de rétrécir et d'effacer momentanément sa cavité. Tant que cette propriété demeure intacte, la tonicité musculaire du vagin reste la même. Vient-elle à s'exagérer, sous l'influence de certaines causes que nous étudierons, la contractilité produit la contracture, et l'on se trouve en présence d'une élytrosténie spasmodique.

Tardieu dit que, dans la constatation de la virginité, il faut tenir compte de la contractilité plus ou moins énergique que donnent à ce canal les fibres musculaires qui, s'entrecroisant dans toute la longueur de ses parois, peuvent en diminuer considérablement le calibre.

Verneuil ne pense pas que l'exagération de la contractilité des fibres musculaires longitudinales amène de rétrécissement. Les effets de cette exagération sont d'ailleurs beaucoup moins connus.

Vient ensuite la rétractilité, propriété qu'ont certains tissus, normaux ou pathologiques, de revenir sur eux-mêmes et de se raccourcir.

Elle atteint pour ainsi dire son maximum dans les organes muqueux naturellement fermés : le vagin par exemple. Elle est mise en jeu excentriquement dans la phase d'ampliation ; puis, lorsque cessent les causes de dilatation, elle agit concentriquement pour ramener les parties au contact parfait. Il existe donc entre les causes de la dilatation et l'élasticité des organes muqueux un antagonisme constant (Verneuil). Cette propriété est une cause puissante d'angustie vaginale dans les rétrécissements cicatriciels.

En dernier lieu vient la dilatabilité ou extensibilité, propriété qu'a le conduit vulvo-vaginal de se laisser distendre, soit par les corps venus du dehors, soit par les corps venus du dedans. Cette propriété, dans le cas présent, est passive. Il faut, d'après Verneuil, distinguer dans la dilatabilité un degré physiologique et un degré morbide. Lorsque cette dilatabilité reste en deçà des limites physiologiques, on peut dire qu'il y a un rétrécissement véritable. Cela a été si bien compris par certains auteurs, qu'ils ont dit qu'un canal rétréci était celui qui avait perdu le pouvoir de se dilater (Ch. Bell).

Il y aura donc rétrécissement, toutes les fois que pour une cause quelconque, un organe muqueux ne pourra plus atteindre son degré d'ampliation physiologique.

Un organe muqueux, fonctionnant régulièrement, passe alternativement par les divers états suivants : 1° état de repos, tel qu'on le rencontre pendant l'inaction (occlusion plus ou moins complète permettant néanmoins l'écoulement des règles et des fleurs blanches) ; 2° état de distension moyenne, suffisant pour l'accomplissement tranquille des fonctions et pouvant ne pas être dépassé pendant un temps indéfini (coït) ; 3° état de distension maximum intermittent, passager, ne laissant à sa suite aucun trouble anatomique ou physiologique, aucune modification durable. Cette division a son importance : supposons, en effet, que la dilatabilité moyenne soit possible, et qu'il n'y ait d'obstacle réel que dans le cas où la dilatation maximum est requise, on sera en droit de dire qu'il existe un rétrécissement, et cependant les accidents de cette lésion pourront rester inaperçus pendant tout le temps que le fonctionnement de l'organe sera modéré. Ils pourront même ne se révéler jamais, si la suractivité fonctionnelle n'est pas mise en jeu. Tel rétrécissement des voies génitales de la femme, par exemple, qui mettra obstacle à l'accouchement, n'entravera pas, au contraire, le coït et la menstruation. Si, au contraire, l'ampliation de l'organe muqueux ne peut pas atteindre les limites de la distension moyenne, les troubles apparaîtront bientôt et se renouvelleront avec plus ou moins d'intensité chaque fois que l'organe sera mis en demeure d'agir. Si enfin le canal restait rigide et inextensible au point que nous avons désigné comme état de repos, il y aurait menace d'abolition de la fonction (coït). (Verneuil.)

Quelques mots maintenant sur l'extensibilité en long. Le conduit vulvo-vaginal est remarquable à ce point de vue. Une expérience bien simple permet tous les jours de s'en rendre compte : quand on veut examiner au spéculum le col de la matrice, il arrive souvent que le museau de tanche ne devient visible que si la plus grande partie du spéculum a été introduite dans le vagin, et cependant le toucher nous l'avait montré très rapproché de la vulve ; cela tient à l'extensibilité en long des parois vaginales en même temps qu'à la mobilité de l'utérus.

Pour que ces divers mouvements s'exécutent avec facilité, il faut que la muqueuse puisse glisser librement sur les parties sous-jacentes. Prenons pour exemple l'invagination passagère qui se produit pendant le coït à l'entrée du vagin ; que, par suite d'une inflammation, il se produise des adhérences qui empêchent la mobilité de la muqueuse, il y a une sorte de rétrécissement, un obstacle plus ou moins prononcé à l'intromission. C'est ce que M. Verneuil appelle la synthèse de juxtaposition.

Les développements qui précèdent trouveront leur application, chemin faisant. Nous verrons combien leur connaissance importe à celui qui veut faire une étude approfondie des rétrécissements du conduit vulvo-vaginal.

§ 3. — Division.

L'élytrosténie vulvo-vaginale peut être l'expression d'un
état physiologique, ou dépendre de causes pathologiques.
Ainsi, chez toutes les femmes en général, chez les vierges
en particulier, il existe un rétrécissement situé au point de
jonction du segment vulvaire et du segment vaginal du canal : cette angustie est constituée par l'anneau vulvaire et
l'hymen ; elle est normale.

Qu'une cause morbide intervienne, et l'on se trouvera en
présence de variétés nombreuses. Parfois congénitaux,
ces rétrécissements sont bien souvent acquis. Les premiers sont produits par une irrégularité dans le développement des organes constituant le conduit vulvo-vaginal.
L'art et la nature peuvent déterminer les seconds : d'où la
nécessité de scinder l'étude des rétrécissements acquis.
Nous donnerons le nom de rétrécissements artificiels à tous
ceux qui sont dus à la main de l'homme. Ordinairement
alors, c'est le médecin qui se propose de remédier à une ampleur exagérée des voies génitales, soit par des injections
astringentes concentrées, soit par une opération sanglante.
En regard de ce genre de rétrécissements, nous avons
ceux que la nature crée, en dehors de toute intervention
humaine, et même malgré cette intervention. Ces rétrécissements naturels ont pour origine soit une cause passive :
élytrosténie par défaut de fonctionnement, soit une cause
active : cicatrices, inflammation, spasmes, néoplasmes.
Chacun de ces facteurs engendre une classe spéciale d'élytrosténie. Nous adoptons pour la subdivision des rétrécissements naturels la classification établie par M. le professeur
Verneuil pour les rétrécissements en général.

Le tableau suivant fait embrasser, d'un seul coup d'œil, les différents genres d'élytrosténie, dont le conduit vulvo-vaginal peut être atteint :

DIVISION DES RÉTRÉCISSEMENTS DU CONDUIT VULVO-VAGINAL.

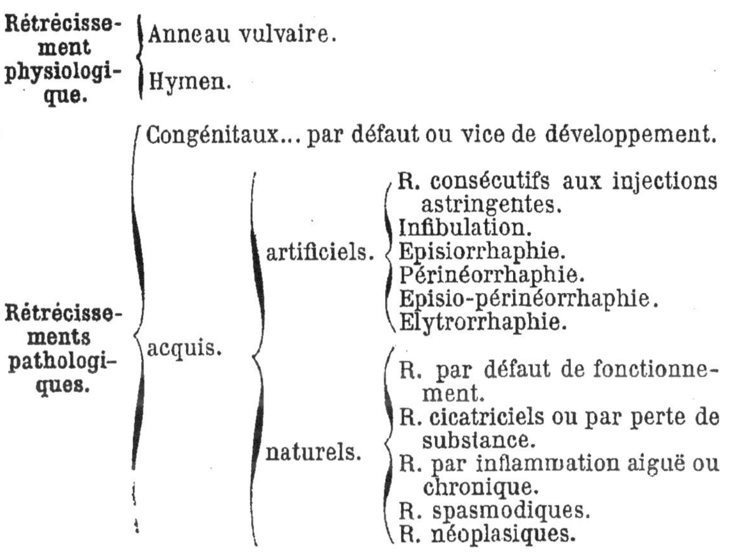

CHAPITRE II.

DU RÉTRÉCISSEMENT PHYSIOLOGIQUE.

Nous le savons déjà, l'anneau vulvaire et l'hymen entrent
pour la plus grande part dans la constitution de ce rétrécissement.

§ 1. — DE L'ANNEAU VULVAIRE.

L'anneau vulvaire, dit Richet, est en réalité chez les
vierges le principal, le véritable obstacle à l'introduction
du pénis dans le vagin, et non pas seulement la membrane hymen (1); cette dernière, en effet, n'existe pas chez bon nombre
de femmes ou est réduit à l'état rudimentaire, et cependant
l'introduction même du petit doigt est extrêmement douloureuse. Il en donne pour preuve le cas d'une fille de 20 ans,
chez laquelle il pratiqua l'incision cruciale de l'hymen, qui
s'opposait à l'écoulement des règles ; quand, l'opération terminée, il voulut s'assurer qu'il n'existait pas profondément

___

(1) Comme hymen signifie membrane, l'expression de membrane hymen constitue un pléonasme.

d'autre obstacle, il constata qu'un cercle rétractile, placé à l'entrée même du vagin, opposait une résistance énergique à l'introduction du doigt indicateur.

La même chose a lieu chez les personnes qui n'ont que rarement des rapports sexuels. Chez elles, l'entrée du vagin reste toujours plus ou moins rétrécie, et elles redoutent les rapprochements sexuels, plutôt qu'elles ne les recherchent.

Dans l'accouchement, ce rétrécissement annulaire oppose à la sortie de la tête une résistance très énergique.

Quels sont les éléments qui entrent dans la composition de cet anneau? Si, le scalpel à la main, on recherche quelle est la structure de l'anneau vulvaire, on remarque qu'il est constitué par un épaississement de la couche contractile du vagin, unie à la membrane fibro-vasculaire et au bulbe et renforcée par les fibres du constrictor Cunni. (Richet.)

Ce constricteur est un des éléments principaux du rétrécissement physiologique du vagin.

Selon le Dr Lacuirre, quand on fait une incision pour aller à la recherche du bulbe, on rencontre, en écartant les lèvres de la plaie, une couche de fibres musculaires d'un rose pâle, qui se moulent sur la surface du bulbe. C'est le constricteur du vagin ou sphincter Cunni. Les insertions de ce muscle ont été très discutées ; mais l'exposé de cette controverse est inutile au sujet que nous traitons. Nous dirons seulement que tous les anatomistes font de ce muscle un sphincter destiné à rétrécir l'entrée du conduit vulvo-vaginal. Laurentius le nomme *musculus orbicularis vaginæ*. Lieutaud dit de lui, que ses fibres se répandent de chaque côté sur le plexus rétiforme, et se terminent supérieurement par une partie aponévrotique sur les jambes et le corps du clitoris ; les fibres postérieures de ces plans passent derrière les jambes du clitoris et vont se rencontrer sur l'urèthre qu'elles embrassent : ce détail anatomique nous explique la possibilité d'une rétention d'urine en cas de vaginisme. M. Sappey avance que ce muscle, en bas et en arrière, se continue avec l'extrémité antérieure du sphincter externe de l'anus, de telle sorte que les fibres charnues, qui composent la moitié droite du constricteur du vagin, paraissent provenir de la moitié gauche du sphincter anal et réciproquement : nous comprenons facilement ainsi le rétrécissement simultané des orifices anal et vaginal, lors de contracture spasmodique du sphincter.

§ 2. — De l'hymen.

Presque tous les auteurs admettent, avec raison, qu'à l'entrée du conduit vulvo-vaginal il y a un point rétréci, l'hymen, indépendant de celui que nous venons de décrire (1).

Si l'on en juge par les discussions auxquelles cette membrane a donné lieu, il ne serait pas facile de constater sa présence. Pline disait que cette partie est tellement contre na-

---

(1) La majorité des mammifères possède cette membrane. Les loutres, les chats, les chiens, les ruminants, dit Cuvier, cité par Ledru, présentent des brides transversales qui réunissent les plis longitudinaux du vagin en cercle, au point de séparation de la vulve et du vagin. Chez l'ours brun, un repli épais de la membrane interne réduit l'orifice de la vulve à une fente transversale ; la hyène porte deux replis saillants en forme de bec, l'un supérieur, l'autre inférieur, donnant à l'orifice vulvaire la forme d'une fente transversale ; chez le daman ce repli est circulaire.

La jument et l'ânesse offrent une membrane épaisse semi-lunaire au point d'union de la vulve et du vagin. Ne peut-on pas conclure de ces faits, ajoute Cuvier, que l'hymen n'est point un caractère d'organisation propre à l'espèce humaine, puisque dans plusieurs mammifères il existe une membrane parfaitement semblable ou des replis très analogues, et que ces replis paraissent s'effacer après l'approche des mâles ou après les portées ?

ture qu'elle annonce toujours quelque malheur à la fille qui
naîtra avec elle : témoin Cornélie, mère des Gracchus. Guillemeau avance que, sur 100,000 filles vierges, il peut arriver
qu'on ne trouve pas un seul hymen. Ambroise Paré se contente du chiffre de 20,000.

Au dire de Buffon, plusieurs médecins, tels que : Fallope,
Vesale, Diemerbrœck, Riolan, Bartholin, Heister, Ruysch et
Winslow, prétendent que l'hymen est une partie réellement
existante ; ils avancent que cette membrane est charnue,
qu'elle est fort mince chez les enfants, plus épaisse chez les
filles adultes, qu'elle est située au-dessous de l'orifice de
l'urèthre, qu'elle ferme en partie l'entrée du vagin, que
cette membrane est percée d'une ouverture où l'on pourrait
à peine faire passer un pois dans l'enfance et une grosse
fève dans l'âge de la puberté. Ambroise Paré, du Laurans,
Graaf, Dionis, Mauriceau, Palfyn, Sylvius, etc., soutiennent,
au contraire, que l'hymen n'est qu'une chimère, que cette
partie n'est point naturelle aux filles, et ils s'étonnent de
ce que les autres en ont parlé comme d'une chose réelle.
Joubert (*erreurs populaires : si l'on peut juger au vray du
pucelage d'une fille*) a trouvé que derrière l'urèthre, il y a
de chaque côté une peau charnue formant un demi-cercle,
et que les deux extrémités se joignent pour fermer le conduit vulvo-vaginal ; leur conjonction étant faite d'une
viscosité, analogue à la chassie qui agglutine les paupières.
La nécessité des menstrues survenant, il se fait au milieu
de ces membranes contiguës un petit passage, par où dé-
goutte le sang des règles.

Le chirurgien Séverin Pineau, dans un petit traité (*de
integratis et corruptionis virginum notis*) avance que l'hymen n'est pas constitué par une membrane unique, mais
bien par quatre membranes verticales se dirigeant en bas,
à partir de l'orifice du vagin. De plus, quatre caroncules con-

tribuent à la composition du rétrécissement physiologique du conduit vulvo-vaginal. Plus loin, il ajoute : il est certain que toutes les vierges, alors même qu'elles sont arrivées à l'âge nubile, et qu'elles désirent vivement le coït, éprouvent des difficultés lors des premières approches et souffrent des douleurs plus ou moins vives, à cause de la dilacération de ces membranes, et de la dilatation du rétrécissement situé à l'entrée des voies génitales. Cela arrive dans les premiers rapprochements sexuels à moins que les règles ne coulent à ce moment, où aient coulé deux ou quatre jours auparavant. Dans ces cas, l'homme n'éprouve presque aucune difficulté pour introduire son pénis et la femme pour le recevoir, à cause du relâchement occasionné par l'humectation des parties, la lubricité aidant, de sorte que les membranes charnues interposées aux caroncules sont distendues très facilement et presque sans aucune douleur plutôt qu'elles ne sont déchirées. C'est pourquoi certains hommes ont suspecté la virginité de leurs épouses, quoiqu'elles fussent très chastes, et cela à cause de la facilité d'un premier congrès. Il rapporte à ce propos les exemples d'un avocat et d'un marchand, qui ayant épousé chacun une fille au moment de ses règles, trouvèrent le premier coït facile. Les menstrues étant passées, ils furent une nuit ou deux sans pouvoir renouveler l'acte.

Oribase, Soran et Avicenne disent que l'hymen n'est autre chose que l'angustie du conduit de la matrice (1), et que la douleur et l'écoulement de sang, dont s'accompagne souvent la défloration, viennent de ce qu'à ce premier rapport les rugosités du conduit, qui jusque là n'ont été ni distendues, ni déprimées, se disjoignent : il se fait alors une rup-

---

(1) Chez les anciens, matrice était synonyme de conduit vulvo-vaginal.

ture de certaines veines et artères, avec douleur et flux de sang, lorsque la fille n'est pas encore nubile ; mais, si la fille pucelle est, en âge suffisant, mariée avec un homme ayant les parties génitales proportionnées aux siennes, elle n'aura ni douleur ni écoulement de sang. C'est pourquoi la coutume dont il est parlé dans l'Ancien Testament, au chapitre XXII du Deutéronome, laquelle consistait à exposer en public, le lendemain du mariage, les vêtements sanglants de la nouvelle épouse, est une coutume absurde qui ne repose sur aucune donnée scientifique. D'ailleurs, il est permis de penser que la supercherie est souvent venue en aide à la nature ; si l'on songe en effet que le châtiment le plus sévère était réservé à la pauvre jeune fille qui ne donnait pas cette prétendue preuve de virginité, il est probable que la plupart du temps le sang des animaux a remplacé le sang humain.

Plusieurs causes, en effet, peuvent permettre au rapprochement sexuel de s'opérer, sans qu'il y ait effusion de sang. Telles sont : la gracilité du membre viril, l'ampleur naturelle du conduit vulvo-vaginal, le peu de résistance de l'hymen, son humectation par les flueurs blanches, l'absence de toute contraction musculaire exagérée, etc.

D'ailleurs, s'il était reconnu que la présence du sang lors des premiers congrès est un signe certain de la virginité, il suffirait que la femme, qui aurait de sérieux motifs pour craindre l'absence de l'écoulement sanguin, lors de son mariage, ne contractât celui-ci qu'au moment de la période menstruelle. Cette réflexion suffit pour mettre au rang des préjugés cette opinion des hommes.

Mais, selon la remarque de Buffon, toutes les filles, quoique non déflorées, ne répandent pas de sang ; d'autres, qui le sont en effet, ne laissent pas d'en répandre ; les unes en donnent abondamment et plusieurs fois, d'autres très peu et une seule fois, d'autres point du tout. Cela dépend de l'âge, de la santé, de la conformation, et de beaucoup d'autres circonstances, sur lesquelles nous avons déjà appelé l'attention.

Quel que soit le mode de formation du rétrécissement de l'entrée du vagin, il n'arrive qu'à la puberté. Buffon en nie l'existence chez les petites filles et avance que, quand elles ont commercé avec les hommes avant la puberté, il n'y a aucune effusion de sang, pourvu qu'il n'y ait pas une disproportion trop grande ou des efforts trop brusques; au contraire, lorsqu'elles sont en pleine liberté, et dans le temps de l'accroissement de ces parties, il y a très souvent effusion de sang, pour peu qu'on y touche. Mais ce qui prouve que cette apparence est trompeuse, c'est qu'elle se répète même plusieurs fois, et après des intervalles de temps assez considérables; une interruption de quelque temps fait renaître cette prétendue virginité, et il est certain qu'une jeune personne qui, après les premières approches, aura répandu beaucoup de sang, en répandra encore après une absence, quand même le premier commerce aurait duré plusieurs mois, et qu'il aurait été aussi intime et aussi fréquent qu'on peut le supposer. Tant que le corps prend de l'accroissement, l'effusion du sang peut se répéter, pourvu qu'il y ait interruption de rapports assez longue pour donner aux parties le temps de se réunir et de reformer le rétrécissement primitif; et de fait il est arrivé plus d'une fois, que des filles, ayant eu des faiblesses, n'ont pas laissé de donner à leur mari cette preuve de leur virginité, sans autre artifice que celui d'avoir renoncé pendant quelque temps à leurs relations illégitimes. Il y en a, dit encore Buffon, dont la prétendue virginité s'est renouvelée quatre et même cinq fois dans l'espace de deux ou trois ans. Dès que le corps a achevé de prendre son accroissement, les choses demeurent dans l'état où elles sont, et elles ne peuvent paraître différentes qu'en employant des secours étrangers et des artifices, dont notre sujet nous forcera à aborder plus loin l'examen.

Il est juste d'ajouter que toutes les filles n'ont pas le singulier privilège de redevenir vierges, toutes les fois qu'elles interrompent leur commerce. Nous avons vu plus haut que de nombreuses causes peuvent s'opposer à l'écoulement du sang, lors d'un premier rapprochement sexuel; or, il est évident que ces causes restent les mêmes pour la catégorie de personnes dont nous nous occupons.

Rien n'est donc plus chimérique que les préjugés des hommes à cet égard, et rien de plus incertain que ces prétendus signes de la virginité du corps. Une jeune personne aura des rapports avec un homme avant l'âge de la puberté, et pour la première fois, cependant elle ne donnera aucune marque de cette virginité; ensuite, la même personne, après quelque temps d'interruption, ne manquera guère, si elle se porte bien, d'avoir tous ces signes et de répandre du sang dans les premières approches; elle ne deviendra pucelle qu'après avoir perdu sa virginité. Une autre, au contraire, qui sera vierge en effet, ne sera pas pucelle ou du moins n'en aura pas la moindre apparence. Cela prouve que les hommes ont voulu trouver dans la nature ce qui n'était que dans leur imagination. Jaloux de primautés en tout genre, ils ont toujours fait grand cas de ce qu'ils ont cru pouvoir posséder exclusivement et les premiers (1) : c'est cette espèce de folie qui a fait un être réel

_____

(1) Cependant, quel contraste dans les goûts et dans les mœurs des différentes nations? Imaginerait-on que certains pays regardent comme un ouvrage servile la peine qu'il faut prendre pour ôter la virginité?

La superstition a porté certains peuples à céder, les prémices, de la virginité des filles. Mais la virginité est un être moral, une vertu qui ne consiste que dans la pureté du cœur (1) (Buffon).

Des réflexions que nous venons de présenter, il résulte que, si le rétrécissement physiologique du conduit vulvo-vaginal ne révèle pas constamment son existence par des phénomènes objectifs, toujours les mêmes, cela tient à ce qu'il est plus ou moins prononcé ; mais il existe toujours :

---

des vierges aux prêtres de leurs idoles, ou à en faire une espèce de sacrifice à l'idole même. Les prêtres des royaumes de Cochin et de Calicut, jouissent de ce droit et chez les Canariens de Goa, les vierges sont prostituées de gré ou de force par leurs plus proches parents à une idole de fer ; la superstition aveugle de ces peuples leur fait commettre ces excès dans des vues de religion. Des vues purement humaines en ont engagé d'autres à livrer avec empressement leurs filles à leurs chefs, à leurs maîtres, à leurs seigneurs. Les habitants des îles Canaries, du royaume de Congo, prostituent leurs filles de cette façon sans qu'elles en soient déshonorées. C'est à peu près la même chose en Turquie, en Perse et dans plusieurs autres pays de l'Asie et de l'Afrique (voyages de Tavernier et de Thévenot) où les plus grands seigneurs se trouvent trop honorés de recevoir de la main de leur maître, les femmes dont il s'est dégoûté.

Au royaume d'Aracan et aux îles Philippines, un homme se croirait déshonoré s'il épousait une fille qui n'eût pas été déflorée par un autre, et ce n'est qu'à prix d'argent que l'on peut engager quelqu'un à prévenir l'époux. Dans la province de Thibet, les mères cherchent des étrangers, et les prient instamment de mettre leurs filles en état de trouver des maris. Les Lapons préfèrent aussi les filles qui ont eu des relations avec des étrangers : ils pensent qu'elles ont plus de mérite que les autres, puisqu'elles ont su plaire à des hommes, qu'ils regardent comme plus connaisseurs et meilleurs juges de la beauté qu'ils ne le sont eux-mêmes. A Madagascar et dans quelques autres pays, les filles les plus libertines et les plus débauchées sont celles qui sont le plus tôt mariées. (Buffon ; de la nature de l'homme.)

(1) Cependant, nous dirons avec Zacchias que s'il n'y a pas un signe absolument certain de la virginité, il en est plusieurs qui, réunis, doivent constituer une presque certitude. Le médecin seul est capable de juger de la valeur de ces signes.

les cas d'absence congénitale de l'hymen sont regardés comme des curiosités scientifiques très rares, et, même dans ces cas, l'entrée du canal est toujours plus étroite, vu la présence de l'anneau vulvaire.

Dans la très grande majorité des cas, lorsqu'on touche une vierge, le doigt paraît serré par un anneau de tissu élastique, de la grosseur d'un fil. Cet anneau se distend par suite de la pression excentrique à laquelle il est soumis, mais il ne se rompt pas, si le corps dilatant n'est pas trop volumineux et est conduit avec modération. — Même dans ces cas, on dirait que l'hymen a perdu tout pouvoir rétractile, par suite de la distension subie, et pour recouvrer cette propriété, un laps de temps plus ou moins long est nécessaire.

Admettant l'existence de l'hymen, nous devons dire quelques mots de sa configuration.

L'hymen (ὑμήν, membrane) est situé immédiatement en arrière de la fosse naviculaire. Tantôt cette membrane vient se terminer au-dessous du méat urinaire, tantôt elle s'étend de chaque côté de cet orifice, se trouvant ainsi sur un plan un peu antérieur.

Quelle que soit celle de ces deux positions qu'elle occupe. elle est toujours en avant des extrémités des colonnes antérieure et postérieure du vagin. Quelquefois l'hymen se trouve à une certaine distance de la vulve. Boyer, Ruysch, Villette, Legros, admettent la possibilité d'un double hymen ; mais n'a-t-on pas affaire dans ces cas à une autre coarctation partielle du vagin ? (Ledru.)

La distance qui sépare l'hymen de la fente vulvaire est variable, d'abord selon les individus et ensuite selon l'âge ; au fur et à mesure en effet que la jeune fille avance dans la vie, cette membrane se rapproche de la vulve. Cette situation rend la longueur du segment vulvaire susceptible de nombreuses variations. A propos de la symptomatologie de l'élytrosténie, nous verrons que cette particularité peut acquérir une importance très grande.

La résistance de cette membrane varie également dans des proportions remarquables. On observe tous les intermédiaires entre un hymen que peut déchirer le moindre attouchement, et celui qui oppose au coït un obstacle invincible.

Cette résistance, chez la même femme, est loin de présenter toujours le même degré ; l'imbibition des tissus par le sang des règles et l'écoulement leucorrhéique peuvent ramollir cette membrane, au point de permettre, dans ces circonstances, le toucher vaginal et même le coït, sans que son intégrité soit compromise. C'est évidemment de cette façon qu'il faut expliquer les résultats si divers des premiers rapprochements sexuels.

D'après Devilliers, l'hymen chez les enfants peut céder facilement à la pression sans se rompre ; chez l'adulte, au contraire, il se déchirerait plus volontiers qu'il ne cède.

De tout temps, on a remarqué les différences considérables que ce rétrécissement présente dans sa configuration, comme le prouvent les nombreuses classifications de l'hymen, lesquelles ont eu pour base les diverses formes que l'on croyait les plus communes.

Il est intéressant et indispensable de connaître ces principales formes.

Velpeau admettait :

1° La forme demi-circulaire, assez fréquente, où la copulation est possible sans rupture ;

2° La forme semi-lunaire, où la rupture est presque constante ;

3° La forme circulaire, à bord libre, à ouverture tantôt ronde, tantôt allongée ;

4° La forme discoïde ou diaphragmatique, percée en ar-
rosoir ;

5° Une variété où une bride va du bord concave de
l'hymen à l'urèthre ;

6° Quelquefois un second hymen à quelques lignes au-
dessus du premier.

La classification de Ledru est de toutes la plus complète ;
la voici :

<table>
<tr><td rowspan="2">PREMIER TYPE.

Forme
annulaire.</td><td>Forme
circulaire.</td><td>Forme circulaire proprement dite.
Forme en bourse.</td></tr>
<tr><td colspan="2">Forme circulaire avec orifice au-dessus du centre.
Forme semi-lunaire avec cornes unies sous le méat
   urinaire.

Anomalies. { Diaphragme. { complet (1).
                   criblé.
          Bande longitudinale.
          Bande transversale.</td></tr>
<tr><td>DEUXIÈME TYPE.

Forme
en fer à cheval
ou
en écharpe.</td><td colspan="2">Forme semi-lunaire ou en écharpe, cornes se per-
   dant de chaque côté du méat.

Forme semi-lunaire avec cornes frangées, avec
   cornes remontant le long du raphé des nymphes.

Anomalies. . . . . Franges très développées simulant
   une valvule descendante.</td></tr>
</table>

L'hymen a été comparé à un bouton de rose, à un lys, a
un œillet, à une giroflée ; avouons qu'il faut de la bonne
volonté, pour trouver quelque analogie entre les pétales
d'une fleur et la membrane virginale.

C'est par métaphore, dit Tagereau, que l'on tient pareil

---

(1) La forme diaphragmatique complète constitue une des principales variétés d'atrésie du conduit vulvo-vaginal ; elle ne fait
donc pas partie des rétrécissements, et nous ne la citons que pour
ne pas détruire l'unité de la classification de Ledru ; toutes les autres
formes de l'hymen sont des variétés de rétrécissement physiologique.

langage, et l'on veut seulement désigner par là la beauté et
la perfection de l'hymen encore intact.

Pour se rendre un compte exact des différents aspects
que peut revêtir cette membrane, il est indispensable de la
voir représentée par le dessin. On en trouvera des figures
dans le traité des maladies des femmes de Courty, dans la
thèse de Rose, dans Delens, dans l'étude de Tardieu sur les
attentats aux mœurs, etc.

Comment se forme le rétrécissement physiologique du
conduit vulvo-vaginal?

D'après Buffon, au moment de la puberté, toutes ces parties se trouvant gonflées par l'abondance du sang, et étant
dans un état d'accroissement, elles se tuméfient, se serrent
mutuellement et s'attachent les unes aux autres dans tous,
les points où elles se touchent.

Selon le Dr Ledru (1), le vagin est formé avant qu'il y ait
aucune trace ni des grandes ni des petites lèvres, et son
extrémité est proéminente en avant du méat urinaire, le
plus souvent sous la forme d'un V à angle ouvert supérieurement. Dans le courant du quatrième mois, commencent à se former les lèvres vulvaires ; elles prennent naissance un peu en arrière du bord libre du vagin, sur le même
plan que le méat urinaire, et laissent en avant d'elles un
bourrelet vaginal de 2 ou 3 millimètres de largeur.

Les grandes lèvres continuant à se développer, en même
temps que les petites descendent du clitoris sur leur face
interne, elles forment de chaque côté deux saillies qui dé-
passent celle du vagin et le cachent presque en entier dans

---

(1) L'opinion exprimée par le Dr Ledru est encore celle qui est
le plus généralement admise. Le Dr Budin en a particulièrement
démontré la justesse par ses minutieuses dissections (*Progrès médical*, de 1878). M. Pozzi attribue à l'hymen une autre origine.
(Voir *Bulletin de la Société de biologie*, séance du 29 janvier 1884.)

le courant du cinquième mois ; leur réunion à la partie inférieure forme la fourchette. Il est évident que cette extrémité
saillante du vagin n'est autre chose que l'hymen.

Il suffit d'ailleurs, sur un fœtus de quatre mois et demi à
cinq mois, d'écarter fortement les grandes lèvres, pour lui
donner la forme d'une membrane avec orifice central, comme
on peut le faire plus tard chez l'enfant nouveau-né et chez
l'adulte. C'est surtout au moment de la puberté que l'hymen reçoit un surcroît de vie, commun à tous les organes
génitaux, et qu'il s'accroît avec rapidité.

Nous avons évidemment passé sous silence de nombreux
détails concernant l'anatomie et la physiologie de l'hymen,
mais cette omission est volontaire, car nous n'avons eu en
vue, dans ce chapitre, que la description de la membrane
virginale, en tant que partie intégrante du rétrécissement
physiologique du conduit vulvo-vaginal.

CHAPITRE III.

DES RÉTRÉCISSEMENTS PATHOLOGIQUES.

ARTICLE PREMIER.

DES RÉTRÉCISSEMENTS CONGÉNITAUX.

Dans cette variété d'élytrosténie, l'obstacle opposé aux rapprochements sexuels peut provenir, soit des parois mêmes du conduit, soit d'une anomalie congénitale des organes voisins.

A ce dernier groupe appartient la longueur démesurée de la symphyse pubienne, presque constante chez les rachitiques. Ainsi, Martineau a rapporté l'observation d'une malade, chez qui le coït tenté depuis l'âge de quinze ans, trois ou quatre fois par semaine, n'avait jamais pu se faire complètement : toujours les essais déterminaient une douleur assez vive. A l'examen, on constatait que la vulve était refoulée en arrière et en haut: il existait un véritable infundibulum vulvaire. Le doigt, introduit pour pratiquer le toucher utérin, était arrêté par les parties inférieures de la symphyse pubienne ; on était obligé de lui faire subir une sorte de mouvement de bascule de haut en bas, pour pénétrer dans le vagin ; si, au contraire, on déprimait un peu le périnée, le doigt pénétrait facilement dans le vagin. La longueur de la symphyse pubienne était de 7 centimètres. Pour toutes ces raisons, qui empêchaient les rapports normaux, la malade se livrait à la masturbation et à la sodomie.

Toute production nouvelle développée congénitalement en dehors du canal, et assez volumineuse pour rétrécir son calibre, rentre dans cette catégorie.

Vient ensuite ce que nous appellerons l'élytrosténie pariétale, c'est-à-dire formée par l'étroitesse essentielle des parois vaginales. Elle peut être partielle ou totale. La première occupe n'importe quel point, pris dans toute l'étendue du conduit, et alors, suivant la position du point coarcté, on a l'élytrosténie postérieure, la moyenne et l'antérieure. Nous verrons bientôt par quel mécanisme se produit ce genre de sténose.

Nous rapportons, dans le cours de ce travail, de nombreux exemples de cette variété d'élytrosténie.

L'élytrosténie pariétale totale n'est qu'un degré plus avancé de la sténose partielle.

Le conduit vulvo-vaginal peut encore être rétréci par des cloisons de diverses configurations. Les unes, transversales, sont, d'après Scanzoni, ou bien des cloisons membraneuses composées de fibres de tissu conjonctif auxquelles sont mêlées une quantité variable de fibres musculaires lisses, et ne possédant qu'en un point, généralement assez près du centre, une petite ouverture ; ou bien ce n'est qu'un rebord circulaire, plus ou moins saillant, rétrécissant légèrement le canal vaginal. Elles se trouvent le plus ordinairement au point de réunion du tiers supérieur avec le tiers moyen.

Les autres, longitudinales, peuvent s'étendre du fond du vagin jusqu'à l'entrée, et partager cet organe en deux moitiés (vagin double). Nous avons observé un cas de ce genre.

Cette variété de sténose vaginale ne pourrait évidemment constituer un obstacle au rapprochement sexuel, que si l'on ignorait son existence. D'autres fois, ces cloisons sont plus courtes que le canal vaginal et offrent alors des rapports assez variés, selon l'étendue de la membrane oblitérante.

On les rencontre plutôt, selon Courty, à l'une des extrémités du vagin qu'au milieu. Quelquefois elles séparent le vagin en deux cavités secondaires, l'une antérieure, l'autre postérieure, anomalie très rare que Bourjot Saint-Hilaire, Eugène Forget et Caradec ont seuls rencontrée.

Pour bien comprendre la genèse des différents cas d'élytrosténie pariétale que nous venons de passer en revue, il faut connaître le développement du conduit vulvo-vaginal et l'histoire de ses anomalies.

L'appareil génital externe (vulve et ses dépendances) se développe sur le feuillet externe du blastoderme, et l'appareil génital interne prend naissance dans le blastème interposé aux deux feuillets interne et externe.

Le vagin se développe en un point qui n'est ni le feuillet externe ni le blastème intermédiaire, mais la cloison même qui s'est établie dans le cloaque primitif formé par le cul-de-sac rectal et la vessie urinaire.

Comme l'enseigne Courty, à une certaine époque de la vie embryonnaire, la vessie et le rectum constituent un véritable cloaque, auquel aboutissent les conduits génito-urinaires (canaux excréteurs des corps de Wolff, canaux de Müller, uretères). A mesure que l'utérus se forme par l'adossement des canaux de Müller, situés au côté externe des corps de Wolff, le cloaque se cloisonne et permet au vagin de se produire, soit dans le blastème interposé entre la vessie et le rectum, comme le suppose Rathke, soit par le prolongement des deux canaux de Müller, formant eux-mêmes un double vagin au-dessous d'un double utérus. Courty adopte la première opinion. La communication de l'intestin rectum et de la vessie urinaire, dit-il, est limitée en haut par un rebord ou éperon peu distinct d'abord, mais qui, devenant de plus en plus marqué, descend de haut en bas sous la forme d'une membrane aplatie, et vient peu à peu séparer complètement la cavité intestinale du réservoir de l'urine. C'est dans le blastème formant la cloison intermédiaire à ces deux réservoirs que se développe bientôt après le vagin, sans qu'on puisse dire si sa formation marche de haut en bas ou de bas en haut, mais sûrement par deux canaux latéraux s'abouchant en haut avec les cols utérins, terminaison probable des canaux de Müller ; en bas, avec la vulve, où l'on peut trouver un double orifice hyménal. Ils sont destinés, comme plusieurs organes pairs, à s'adosser, à se souder et à se confondre sur la ligne médiane, où la résorption de leur cloison mitoyenne les réduit à un canal unique, s'étendant de l'orifice utérin, devenu aussi unique, à l'anneau vulvaire développé au milieu des formations cutanées.

Si cette cloison vésico-rectale se forme mais ne se creuse pas, il y aura absence de vagin ; si elle se creuse incomplètement, il y aura un vagin partiel. Tantôt la partie supérieure seule est développée, tantôt il n'y a que la partie inférieure. Quelquefois le vagin sera creusé en même temps en haut, à son union avec la matrice, et en bas à sa continuation avec la vulve ; il ne subsistera, entre ces deux cavités, qu'une cloison plus ou moins étendue en longueur, et pouvant circonscrire un conduit ayant toutes les dimensions possibles, depuis le calibre le plus fin jusqu'au plus grand.

Ainsi se trouvent expliquées les diverses espèces d'élytrosténie congénitale pariétale que nous avons distinguées.

Il est tout aussi facile d'interpréter la génèse des rétrécissements du vagin par brides congénitales.

Lorsque, les deux canaux qui forment le segment vaginal étant adossés, la cloison qui les sépare ne se résorbe pas, le vagin sera double. Si cette résorption ne se fait que sur une certaine étendue, il y aura, selon les dimensions de la partie non résorbée, soit une cloison, soit une bride.

Le segment vulvaire du conduit vulvo-vaginal ne commence à se développer qu'après les premières formations des organes génitaux internes.

Sur un embryon de trente-cinq jours, d'après Courty, il se produit près de l'extrémité caudale, sur le tégument externe, une accumulation de blastème : il en résulte une éminence médiane, simple, ovalaire. Bientôt, elle est creusée dans son milieu par une dépression longitudinale, qui ne tarde pas à devenir, par la corrosion du feuillet tégumentaire, une ouverture linéaire externe, qui, se creusant de plus en plus, finit par communiquer avec le cloaque uro-génital, et par suite avec les cavités vésicale, vaginale et rectale, qui vont devenir distinctes et indépendantes. Plus tard, se développent de chaque côté et sur la partie supérieure de cette fente, deux éminences arrondies destinées à former le clitoris et les petites lèvres. Elles se réunissent par leur face supérieure ou dorsale.

Au-dessous de ces éminences, il s'en développe deux autres, destinées à former les grandes lèvres. Plus bas, il se produit une cloison transversale qui séparera l'anus de la vulve en devenant le périnée.

C'est par la disparition du tissu placé entre le vagin et le tégument externe, que ce canal s'ouvre à l'extérieur. Que ce travail ne s'accomplisse pas régulièrement et complètement au niveau de la dépression vaginale, il y aura une oblitération, plus ou moins étendue, de la partie du vagin aboutissant à l'anneau vulvaire, ou bien une imperforation de l'hymen ou un rétrécissement plus ou moins prononcé de cette membrane.

Nous avons déjà esquissé à grands traits ce développement des parties génitales externes, dans le chapitre précédent, aussi n'en reparlons-nous que pour insister sur certains points, et en faire l'application immédiate à la genèse des rétrécissement congénitaux de la vulve.

Nous terminerons cet article par quelques considérations sur les rétrécissements tératologiques du segment vulvaire.

Le clitoris, nous l'avons dit, peut devenir un obstacle sérieux à la copulation. Ainsi, Colombus parle d'un clitoris dont la longueur égalait celle du petit doigt. Haller accorde sept pouces à un autre, et va même jusqu'à l'égaler au volume de la verge. Félix Plater dit avoir vu une femme qui l'avait aussi long et gros que le cou d'*une oye*. Venette l'a vu aussi long que la moitié du petit doigt chez une petite fille de huit ans. Il était même osseux chez une fille publique de Venise (Garnier). Bousquet, de Marseille, signale une observation où le clitoris était long de 5 centimètres et directement dirigé en avant. Nous avons eu l'occasion d'en voir un d'une longueur de 2 centimètres dans sa partie libre, et un autre de 3 centimètres, du volume du petit doigt.

Nous ne reviendrons pas sur l'explication déjà donnée de son mode d'érection, laquelle produit un genre particulier de sténose.

Les nymphes peuvent se développer d'une façon démesurée, comme nous en avons déjà fait la remarque. Les replis qu'elles forment, flottant au devant de la vulve, sont refoulés pendant le coït, et peuvent ainsi rétrécir l'entrée du conduit et même l'obturer assez complètement, pour que l'acte devienne impossible. Au rapport de Garnier, cela se rencontre particulièrement en Turquie et en Perse; et il est de règle dans ces contrées d'en faire l'excision. Des hommes parcourent les rues en criant : « Qui veut être coupée? » comme cela se pratique en France pour les animaux domestiques. De Thévenot dit que, chez les petites filles Maures, on pratique dans l'enfance l'ablation des nymphes : opération analogue à la circoncision des petits garçons, usitée chez les Juifs. Cette coutume a pour but de prévenir l'hypertrophie des petites lèvres.

Le rétrécissement formé par l'hymen est physiologique, mais il peut présenter des anomalies qui le rendent pathologique. Cela se voit, par exemple, lorsqu'un hymen extrêmement épais et percé d'un orifice très étroit, gène considérablement l'acte conjugal. Ainsi, Bergeret a rapporté le cas d'une femme de 59 ans, dont l'hymen était à ce point rétréci, et présentait une résistance telle qu'il n'avait pu céder aux tentatives de son mari, lesquelles n'avaient abouti qu'à une vulvite très intense.

Tardieu (*attentats aux mœurs*) a vu une femme de 41 ans, chez laquelle on constatait un vestibule infundibuliforme profond, à l'extrémité duquel était une sorte de bourrelet saillant, constitué par la membrane appelée hymen, percée au centre d'une ouverture à bords frangés, n'admettant que l'extrémité du petit doigt. Il y avait aussi une étroitesse tout à fait anormale du vagin, dont les parois contractées et rigides (élytrosténie pariétale essentielle) n'auraient pu dans aucun cas recevoir le membre viril le moins volumineux. Nous ferons remarquer que cette sténose du segment vaginal, venant compliquer le rétrécissement et l'épaississement de l'hymen, est ordinaire dans les cas de ce genre, et cela se conçoit bien, quand l'on songe que l'hymen n'est qu'une saillie du segment vaginal du conduit dans le segment vulvaire. Cette façon d'envisager les choses nous explique d'ailleurs très clairement le rétrécissement constant siégeant à l'entrée des voies génitales : le contenu étant toujours plus petit que le contenant.

Il est juste d'ajouter que, dans les exemples cites, l'âge a pu intervenir comme cause adjuvante de l'épaississement de l'hymen, mais il n'a eu évidemment aucune influence sur son rétrécissement.

D'ailleurs, une épaisseur considérable de l'hymen peut se rencontrer unie à un rétrécissement notable chez des enfants; dans ces conditions, l'origine congénitale est hors de doute. Delens, cité par le Dr Garnier, a constaté semblable conformation chez de très jeunes filles qui, quoique violées en réalité, n'ont pu être déflorées. L'une, âgée de 15 ans, après avoir subi des tentatives répétées de viol, accusées par la vive rougeur et un suintement abondant de la vulve, offrait encore un hymen entier, d'une épaisseur de plus d'un millimètre, ayant au centre une ouverture punctiforme à peine visible. La défloration est rendue presque impossible dans ces conditions, car, ainsi épaissi, l'hymen offre une résistance aussi grande que s'il était imperforé. Il avait résisté également dans deux autres cas, ayant trait à des jeunes filles encore moins âgées. L'hymen présentait une double perforation, séparée par une simple languette de deux à quatre millimètres de largeur. Cette bandelette centrale avait suffi pour s'opposer à la défloration.

Tels sont les principaux genres d'élytrosténie congénitale avec lesquels on aura à compter dans la pratique.

L'étytrosténie congénitale est-elle héréditaire ?

Presque tous les auteurs répondent négativement; ils regardent comme une coïncidence pure et simple, l'existence de rétrécissements chez plusieurs personnes de la même famille, appartenant à des générations successives. Cependant, dans quelques cas, l'hérédité paraît jouer un certain rôle. Ainsi, Churchill a soigné plusieurs personnes d'une même famille, atteintes de rétrécissements du conduit vulvo-vaginal. Mück (1854) a rencontré une femme de 27 ans, chez qui il y avait atrésie du col de l'utérus et absence de la partie supérieure du vagin. La sœur de cette malade présentait aussi un vice de conformation des organes génitaux : elle avait un vagin normal, mais pas de matrice. Le professeur L. Le Fort cite un cas analogue. Enfin, nous rappellerons que la mère de la malade qui fait le sujet de notre observation n'avait pu accoucher naturellement la première fois : son enfant avait subi la craniotomie. La parturition fut longue et laborieuse, et, malgré l'intervention, il se produisit une fistule vésico-vaginale. Nous avons donné nos soins à deux sœurs qui présentaient une élytrosténie très prononcée ; cependant elles étaient mariées l'une et l'autre.

Concluons en disant qu'il faut un plus grand nombre d'observations, pour trancher cette question dans un sens ou dans un autre.

ARTICLE II.

DES RÉTRÉCISSEMENTS ACQUIS.

Ce genre comprend deux espèces bien distinctes de rétrécissements, la nature ou l'art pouvant intervenir comme cause productrice, ce sont : l'élytrosténie naturelle et l'élytrosténie artificielle.

§ 1. — DES RÉTRÉCISSEMENTS NATURELS.

Ils sont nombreux, mais peuvent se grouper sous cinq chefs différents.

A. *Elytrosténie par défaut de fonctionnement*. — Il y a une loi de physiologie générale, en vertu de laquelle tout organe qui ne sert plus s'atrophie.

Ainsi, il est de connaissance vulgaire que, chez les femmes âgées, ayant depuis longtemps renoncé à tout rapprochement sexuel, le vagin est atrophié aussi bien en longueur qu'en largeur.

Nous n'insisterons pas sur ce fait intéressant, car il ne présente pas grande importance au point de vue pratique, puisqu'à une certaine époque de la vie, le conduit vulvo-vaginal n'a plus de fonctions à remplir. Si, chez les femmes adultes bien réglées, mais n'ayant aucun rapport sexuel, le vagin ne se rétrécit pas, cela tient d'abord à la présence du sang menstruel, qui, périodiquement, vient en écarter les parois, et ensuite au passage des produits sécrétés normalement par l'utérus et le vagin.

Evidemment, toutes proportions gardées, le calibre du vagin qui reste au repos, sera toujours un peu inférieur à celui du vagin remplissant le rôle qui lui est dévolu ; car il ne faut pas l'oublier : tout vagin qui n'a pas fonctionné est un vagin physiologiquement rétréci ; mais ce sera une étroitesse plutôt qu'un rétrécissement. Les causes mêmes, qui, chez une femme adulte, conservent au vagin son calibre normal, deviennent, par leur disparition, le point de départ de l'élytrosténie sénile. En effet, dit Bichat, lorsque les conduits muqueux cessent d'être parcourus par les fluides qui leur sont habituels, ils restent dans une contraction permanente ; cependant, il n'y a jamais alors oblitération de leurs parois, à cause de la présence des sucs muqueux, dont le malade rend toujours une certaine quantité.

Buffon, dans son livre *de la Nature de l'homme*, parle de cette atrophie du vagin, ordinaire chez les vieilles femmes.

On serait fondé à rapprocher de l'élytrosténie atrophique, ce qui se passe, lorsqu'un vagin coarcté a été opéré, et que les dimensions n'en sont pas entretenues par un traitement convenable ; mais l'atrophie qui survient alors est plutôt une rétraction cicatricielle ; nous en reparlerons dans le paragraphe suivant.

B. *Élytrosténie cicatricielle ou par perte de substance.* — Le professeur Verneuil a résumé d'une façon très précise les caractères spéciaux aux rétrécissements cicatriciels.

1° Ils succèdent toujours à une solution de continuité qui a intéressé la membrane interne du conduit muqueux.

Cette solution de continuité peut être soit une plaie, soit une ulcération. La plaie varie quant à son étendue, quant à sa direction, quant à sa nature ; l'ulcération peut résulter de causes diverses.

2° Cette solution de continuité s'est cicatrisée par seconde intention, c'est-à-dire en laissant du côté du canal une surface granuleuse, qui s'est métamorphosée avec le temps en tissu fibreux inodulaire.

3° Il y a eu perte de substance de la muqueuse, soit par le fait de l'ulcération, soit par le fait de l'écartement de la plaie.

4° Le rétrécissement a pu se produire par la soudure de la plaie par seconde intention, ou par rétraction de la virole inodulaire : on sait en effet que la membrane granuleuse conserve sa rétractilité longtemps après la guérison de la plaie. Disons toutefois que, dans les muqueuses, cette propriété s'exerce avec moins d'énergie que dans d'autres tissus.

5° La rétraction déformera le canal très diversement selon son étendue.

La cause la plus fréquente des rétrécissements cicatriciels

est, sans contredit, la production d'adhérences consécutives à un accouchement laborieux.

Ainsi, Kask, de New-York, a réuni 36 cas de rétrécissements du conduit vulvo-vaginal. Quinze fois l'accident fut le résultat d'un travail long et pénible.

Nous dirons seulement ici comment ces rétrécissements prennent naissance : la tête fœtale pressant sur un point quelconque du vagin, y interrompt la circulation et engendre la gangrène de la portion de paroi comprimée. L'eschare tombe, et les parties dénudées se trouvent en contact; elles se soudent et l'élytrosténie est constituée.

Les plaies, de quelque nature qu'elles soient, peuvent amener la sténose du vagin. Le Dr G. Thomas l'a vue survenir à la suite d'une déchirure occasionnée par l'introduction accidentelle d'un morceau de bois dans le vagin. Danyau a observé une élytrosténie consécutive à une blessure reçue pendant l'enfance ; elle était tellement considérable qu'une sonde de femme pouvait à peine passer. Que l'on ait donc toujours présent à l'esprit ce précepte, que nous rappellerons d'ailleurs à propos du traitement : toutes les fois qu'une plaie siégera sur un point quelconque du conduit vulvo-vaginal, il faudra surveiller avec le plus grand soin la marche de la cicatrisation, et employer un traitement convenable pour que les parties, restant en contact, ne se réunissent pas.

Les mutilations imposées aux femmes qui font partie de la secte des Skoptzy (1) nous montrent les tristes consé-

---

(1) Les Skoptzy (châtrés, blanches colombes) constituent, en Russie, depuis environ un siècle, une secte de quelques milliers de prosélytes, appartenant à diverses religions : on y voit des catholiques, des protestants, des juifs, des mahométans. Entre autres points de doctrine, ils condamnent le rapprochement sexuel comme un péché ; ce qui ne les empêche pas de rechercher le mariage. Les

quences, amenées par la cicatrisation des plaies des parties génitales abandonnées à elles-mêmes.

Ces mutilations, en ce qui concerne les organes génitaux, comprennent, d'après Teinturier : 1° la résection des nymphes seules, ou des nymphes et du clitoris ; 2° la résection des parties précédentes et de la partie supérieure des grandes lèvres, ayant pour résultat une cicatrice irrégulière, qui rétrécit considérablement le conduit vulvo-vaginal, principalement à l'entrée. Ces opérations apportent des obstacles mécaniques plus ou moins grands aux rapports sexuels et à l'accouchement.

Montagnon a vu une malade, chez laquelle il se produisit un rétrécissement du vagin, après l'expulsion, par les voies génitales, d'un tuyau membraneux cylindrique long de trois pouces, et formé par la muqueuse du vagin qui avait

---

organes génitaux leur sont un objet d'abomination, c'est pourquoi ils se les retranchent, en tout ou en partie. Alors, selon l'étendue des mutilations, ils ont plusieurs degrés de sainteté. Les plus parfaits, dignes de monter le cheval blanc, ont perdu la clef de l'enfer (testicules) et la clef de l'abîme (verge) ; (abîme, chez eux, indique les parties génitales de la femme). D'autres ont simplement le droit de monter le cheval pie, parce qu'ils n'ont pas eu l'abnégation nécessaire pour se priver de la clef de l'abîme. Les troisièmes ne sont dignes de monter aucun cheval, pas même le noir, et cela, parce qu'ils ont eu la précaution de garder une des clefs de l'enfer, en cas de besoin.

Est-il nécessaire d'ajouter que l'écrasement du serpent, selon leur expression, fait des Skoptzy des êtres absolument dégradés au point de vue physique, et exerce sur leur moral une influence fatale?

Cette secte est la reproduction de la secte des Valériens en Arabie, laquelle remonte à une époque fort éloignée de nous. Selon Valérius, leur chef, quiconque ne se faisait pas eunuque, était dans la voie de la perdition et livré au crime. Ils regardaient comme un devoir, prescrit par la charité, de mutiler tous les hommes dont ils pouvaient s'emparer.

été détachée dans toute son étendue. Le vagin, sensiblement rétréci, était réduit vers le haut à un canal, par lequel on pouvait à peine passer un tuyau de plume. La femme devint néanmoins enceinte, et, pour que l'accouchement pût avoir lieu, on fut obligé d'inciser l'obstacle en avant et en arrière. Une application de forceps termina l'accouchement.

L'état du canal, après l'exfoliation de sa muqueuse, nous explique bien la formation d'un rétrécissement. Les parois vaginales se trouvent en effet, dans les mêmes conditions qu'à la suite de toute autre plaie.

Nous ferons la même remarque au sujet des brûlures. Ainsi, Paul de Sorbait raconte qu'une jeune fille, s'étant endormie sur une chaufferette en terre, brisa ce vase et se brûla toute la région du périnée, la vulve et le pubis. Le défaut de soins détermina la réunion des grandes lèvres, en ne laissant que deux petites ouvertures fistuleuses, l'une près de l'anus, et l'autre en haut, sous le pubis. Cette femme étant devenue enceinte plus tard, il fallut inciser la cicatrice pour que l'accouchement s'effectuât.

Plusieurs fois, l'élytrosténie cicatricielle a reconnu pour cause l'usage des caustiques employés dans un but thérapeutique, ou avec une intention criminelle.

Lombard, par exemple, dans les *Archives de médecine* de 1831, a relaté le fait d'une allumeuse de réverbères de Genève, qui s'injecta de l'acide sulfurique dans le vagin. Les parois du conduit contractèrent des adhérences si intimes, que le produit de la conception ne put passer, et la femme mourut. Le D' Anselmier a rapporté deux observations, où une cautérisation de la matrice au fer rouge amena une sténose considérable du vagin. Le nitrate acide de mercure a, lui aussi, été incriminé. D'ailleurs, on conçoit que tout caustique énergique soit susceptible de produire ce résultat.

Richter et Szanzoni ont opéré un rétrécissement, reconnaissant pour origine une éruption de pustules de variole. Briquet a eu dans son service une fille publique, chez laquelle pareil accident s'est produit (Puech).

Gaillard Thomas a observé une élytrosténie consécutive à la syphilis. Lisfranc et Cartaux en ont aussi observé chacun un exemple ; mais, comme le fait remarquer le Dr Puech, ces derniers cas sont contestables, parce qu'à l'action de la syphilis se joint celle d'un accouchement antérieur.

Dans certains cas, dit ce dernier auteur, une mortification spontanée survient, en dehors de toute affection locale, et au milieu des apparences de la santé ; dans d'autres, elle se manifeste pendant le cours de maladies graves, qui ont le triste privilège d'abattre les constitutions, en perturbant profondément le système nerveux.

Comme exemple de la première catégorie, il faut citer le cas d'une fille qui, après une nuit de débauche et d'orgie, eut les parties génitales enflammées et mortifiées.

Comme exemple de la seconde, il faut produire l'observation de Velpeau. Il s'agissait d'une dame de 46 ans, chez qui, pendant la convalescence d'une péritonite péri-ovarique, il se produisit tout à coup et sans cause connue une gangrène du vagin. Grâce à une médication appropriée, la gangrène s'arrêta. Des eschares assez nombreuses se détachèrent ; mais le vagin, malgré les mèches et les sondes, se rétrécit considérablement.

Stolz a vu une jeune femme, que la gangrène des parties génitales avait privée complètement des replis cutanés qui forment les lèvres de la vulve : à la place, on ne voyait qu'un anneau à cercle induré. Au moment de l'accouchement, la tête s'arrêta derrière cet anneau, qu'il fallut inciser en plusieurs endroits pour lui livrer passage.

Puech et Courty citent des faits d'élytrosténie consécutive au choléra.

La gangrène de la vulve, particulièrement chez les enfants, peut se montrer après la fièvre typhoïde, la scarlatine, la variole, mais surtout, disent Picot et D'Espine, à la suite de la rougeole. Ces auteurs font remarquer que le rétrécissement du vagin, consécutif à la chute des eschares, se rencontre rarement.

Il est intéressant de rechercher si, à la suite de l'élytrosténie cicatricielle, le vagin se recouvre d'une véritable muqueuse. Autrement dit, les membranes muqueuses détruites peuvent-elles se régénérer? Non, répond Cruveilhier, les membranes muqueuses cicatricielles ne sont pas une régénération; la membrane qui les constitue n'est autre chose qu'un tissu cicatriciel, qui ne présente aucun des caractères essentiels des muqueuses; la moindre perte de substance d'une membrane muqueuse ne se régénère jamais : la brèche est irréparable.

Si, en regard de l'opinion de Cruveilhier, nous mettons les renseignements fournis par l'observation des malades, nous verrons qu'une membrane, analogue à la muqueuse vaginale, peut se reconstituer. En effet, les auteurs qui, plusieurs années après, ont revu les femmes, chez qui ils avaient créé un vagin de toutes pièces, ou guéri un rétrécissement par la méthode sanglante, ont, pour la plupart, constaté que la muqueuse du vagin avait son aspect normal. Ainsi Désormeaux, en 1857, a présenté à la Société de chirurgie, une femme, opérée par Bérard dix-sept ans auparavant, et dont le vagin avait conservé ses dimensions, en même temps qu'une membrane rose, semblable à la muqueuse du vagin, mais lisse et sans rides, le tapissait.

En 1864, M. Richet revit une malade opérée deux ans auparavant ; le vagin, dilaté et assez large pour permettre l'introduction d'un spéculum de très gros calibre, était recouvert par une muqueuse parfaitement lisse.

Par conséquent, on est en droit de dire : si, au point de vue histologique, la membrane qui revêt les cicatrices du vagin n'est pas une véritable muqueuse, au point de vue clinique et physiologique, c'est une muqueuse vaginale à peu près parfaite.

C. *Élytrosténie par inflammation aiguë ou chronique.* — Rigoureusement parlant, comme l'a fait observer M. Verneuil, toute inflammation d'un conduit muqueux s'accompagne d'un certain degré de rétrécissement, dû à la tuméfaction inflammatoire, laquelle ne peut se développer que du côté de la surface libre du conduit, dont elle rétrécit par conséquent la lumière. Des faits vulgaires prouvent l'existence de ce phénomène, tels : la difficulté au passage de l'air dans les fosses nasales, lors de coryza au début, la difficulté de la miction dans l'uréthrite, etc.

Les rétrécissements inflammatoires du conduit vulvo-vaginal ne sont guère à redouter, qu'au point de vue des conséquences qu'une inflammation violente et prolongée peut entraîner ; il est évident, par exemple, que la sténose, accompagnant la vulvite et surtout la vaginite, ne saurait entrer en ligne de compte, car dans ces circonstances l'une des fonctions du vagin, le coït, ne s'exerce pas, et l'autre, la menstruation, n'est nullement entravée.

Une preuve vulgaire de l'existence de ce genre d'élytrosténie, c'est la presque impossibilité que l'on éprouve à introduire le doigt, a fortiori le spéculum, dans un vagin enflammé, ce qu'on ne doit pas faire, du reste, à moins d'indication pressante. Ajoutons que la douleur contribue à accroître la difficulté de cette manœuvre.

D'après Vogel, cité par Verneuil, cette sténose est due :

1° à l'épanchement du sang dans le parenchyme de la partie malade (œdème inflammatoire); 2° à l'exsudation du plasma sanguin, ou à la prolifération des éléments du tissu conjonctif; 3° à l'extravasation du sang lui-même, par rupture des vaisseaux. L'élytrosténie est encore augmentée, quoique dans une très faible mesure, par la sécrétion abondante, plus ou moins épaisse, que produit le vagin phlogosé.

Ce genre de rétrécissement atteint son maximum dans la vaginite granuleuse ou hypertrophique. Cette affection, si fréquente chez les femmes enceintes, est constituée par une hypertrophie des follicules mucipares, qui siègent entre les replis de la muqueuse vaginale. Certains auteurs : Sappey, Robin, West, Scanzoni, n'admettant pas l'existence de ces glandes, considèrent cette affection comme une hypertrophie des papilles du vagin. Quoi qu'il en soit, ce sont des granulations rondes, de 1 à 3 millimètres, confluentes, répandues sur toute la muqueuse. Gaillard Thomas a vu un cas de psorolytrie (vaginite granuleuse) si accentuée, que le médecin traitant avait annoncé à la famille l'existence d'une affection maligne. Dans ce cas il y a une véritable élytrosténie néoplasique, d'origine inflammatoire.

L'intensité de l'inflammation est quelquefois telle que la muqueuse se trouve privée par place de son épithélium. Alors on peut observer l'adhérence consécutive des parois du conduit, laquelle est due à ce que l'épithélium, étant absent, aucun enduit protecteur n'empêche la réunion des parties mises à nu; car ce n'est pas surtout, comme le pensait Bichat, le suc muqueux, sans cesse interposé entre les parties en contact, qui en empêche l'agglutination, mais bien l'épithélium. Ainsi, Scanzoni (1850) a observé à la clinique médicale de Prague, une femme chez laquelle, à la suite d'une vaginite puerpérale très intense, il se produisit des érosions étendues de la muqueuse, qui amenèrent le rétrécissement du canal sur une longueur de 4 centimètres. Guérin et plusieurs autres médecins produisent des exemples analogues.

Le même résultat peut être observé lors d'inflammation herpétique de la vulve ; c'est de cette façon qu'il faut expliquer les connexions, qui s'établissent chez l'enfant entre les grandes et les petites lèvres, de façon à rétrécir plus ou moins l'entrée des parties sexuelles. Voici comment les choses se passent : une petite fille a sur les lèvres génitales un semis de vésicules d'herpès, développées, tantôt sous l'influence d'un état général, tantôt, ce qui est plus fréquent, par suite de la malpropreté. La démangeaison, ordinairement très violente, que l'enfant éprouve, la porte à se gratter ; les vésicules d'herpès sont rompues et les deux muqueuses, mises en contact immédiat, se soudent l'une à l'autre.

Nous citerons, à l'appui de ce qui précède, les quatre faits rapportés par Ryom, où les deux lèvres accolées admettaient à peine le passage d'une petite sonde. L'agglutination reconnaissait pour origine, bien évidemment, le mécanisme que nous venons d'exposer. Il en était de même dans l'observation de Hardy, où il y avait adhérence des grandes lèvres, depuis la commissure antérieure jusqu'à la distance d'un pouce de la postérieure. A travers cette petite ouverture, les règles et l'urine s'écoulaient. Hardy n'eut qu'à agrandir cette ouverture et la malade fut guérie. Cette adhérence s'était produite pendant l'enfance.

Les rapprochements sexuels trop fréquents, surtout lorsque le vagin n'est pas habitué à sa nouvelle fonction, chez les femmes nouvellement mariées, par exemple, ou bien le coït pratiqué avec des organes disproportionnés, doivent occuper le premier rang dans la genèse des rétrécissements inflammatoires. Le plus souvent temporaires dans le premier cas, ils disparaissent habituellement, sous l'influence du seul repos et de quelques soins hygiéniques, car il n'y a alors qu'un gonflement de la muqueuse ; mais il n'en est plus de même dans l'autre variété. Ainsi, Dupuytren, cité par le Dʳ Puech, relate le fait d'une femme de 24 ans qui, surprise, en 1814, dans la forêt de Fontainebleau, par plusieurs Cosaques, fut contrainte par la force de subir leurs brutales caresses. Il s'établit par la suite une adhérence des grandes lèvres que Dupuytren fut obligé d'inciser.

Dans ces cas, il y a vulvite, vaginite, ou vulvo-vaginite par suite du traumatisme ; l'épithélium tombe ; et les parois dénudées se trouvent dans les meilleures conditions pour se souder ; c'est en effet ce qui a lieu.

Disons, en terminant, que toute espèce de frottement énergique, peut avoir pour résultat la variété de sténose que nous étudions ici. Ainsi, au rapport d'Arnaud, à la suite d'une course à ânes, une jeune fille éprouva une inflammation, avec excoriation des grandes lèvres, qui s'agglutinèrent, parce qu'elles n'étaient pas soigneusement séparées. Il ne resta ouverts que le méat urinaire et un pertuis, en bas, pour l'écoulement des règles. Devenue enceinte après son mariage, il fallut inciser la cicatrice pour que la parturition pût s'effectuer. Toutes les causes capables de produire l'hypertrophie des lèvres de la vulve peuvent engendrer l'élytrosténie inflammatoire avec toutes ses conséquences. Nous avons vu quelles étaient ces causes. Il est permis d'incriminer aussi les ulcérations résultant de morsures dans l'acte du tribadisme ou du saphisme, etc.

D. *Elytrosténie spasmodique.* — Ces rétrécissements reconnaissent pour origine une hyperesthésie excessive de l'hymen et de la vulve, associée à une contraction spasmodique et involontaire du sphincter vaginal qui s'oppose au coït.

Tous les auteurs ne sont pas d'accord sur ce qu'il convient d'appeler vaginisme.

Ainsi, Lisfranc (1842) croyait qu'il s'agissait d'une sensibilité excessive et singulière de l'entrée du vagin, sensibilité mise en jeu par la pression du doigt ou du pénis, sans faire intervenir la contraction du sphincter vulvaire. Cette opinion n'était autre que celle de Huguier qui, le premier (1834), a signalé la contracture spasmodique du sphincter vaginal. Cette affection, dit-il, qui a la plus grande analogie avec la constriction spasmodique de l'anus, peut être essentielle ou symptomatique. Presque toujours elle est produite par l'herpès, développé sur la vulve et l'ouverture inférieure du vagin. Dupuytren rapporte que Pinel-Grandchamp a observé un cas où, à la suite d'une fissure de la région vulvaire, la constriction était devenue si grande, que les devoirs du mariage ne pouvaient être accomplis. Grandchamp fit une incision profonde qui divisa, dans une étendue de deux pouces, la fourchette, la muqueuse et le constricteur Cunni. Le resserrement cessa. Hervé de Chégoin et plus tard Scanzoni dirent que l'entrée du vagin peut à ce point se contracter, sous l'influence d'une cause inflammatoire quelconque, que les rapports sexuels deviennent impossibles.

Plus récemment, Simpson et Sims ont rappelé l'attention des praticiens sur cette variété de rétrécissement. Selon eux, le siège anatomique de ces contractions vaginales douloureuses, qui peuvent aller jusqu'à l'oblitération complète du canal, est, soit dans les faisceaux des fibres musculaires, formant le bord antérieur du releveur de l'anus, soit dans les duplicatures du fascia pelvien, au point où le vagin perce le fascia, et reçoit ses insertions et ses prolongements. Nous avons longuement étudié, en temps et lieu, la disposition anatomique des muscles et des aponévroses qui entrent dans la constitution du vagin. Nous n'y reviendrons pas. Le plus souvent, la contracture n'occupe pas toute l'étendue de la longueur du canal, mais elle est située tout à fait à son orifice, au niveau du rétrécissement physiologique du conduit. Elle paraît alors résulter de l'hyperesthésie vulvo-vaginale. Parfois l'excès de sensibilité de cette surface muqueuse est causé par des éruptions ou d'autres états morbides.

Lorain pensait que le vaginisme n'est pas dû à l'étroitesse des organes, mais plutôt à un sentiment de crainte, au moment de l'introduction du pénis, lequel empêche la dilatation.

Gosselin rejette complètement le spasme du sphincter. En voyant le grand nombre d'auteurs qui admettent aujourd'hui le spasme, il se demande sur quelles investigations ils appuient leur opinion. Ils semblent entraînés par ces deux considérations : 1° que le coït est empêché et que cela ne peut s'expliquer que par la contraction du sphincter ; 2° que les choses se passent comme dans la fissure anale. Mais, réplique Gosselin, ces deux considérations sont sans valeur ; car pourquoi le coït est-il empêché ? Ce n'est pas parce qu'il y a un obstacle absolu apporté par le sphincter ; c'est tout simplement parce que l'intromission ne peut se faire sans une certaine dilatation et une pression qui éveillent la souffrance ; car, en général, l'entrée du vagin est toujours d'un diamètre plus petit que le pénis. Mais, dit-on, la douleur provoquée par la tentative de dilatation, doit amener, par une action réflexe, la contraction du sphincter. Qu'en savez-vous ? répond Gosselin ; aucun renseignement ne vous autorise à croire que les choses se passent ainsi. D'ailleurs, vous connaissez la ténuité, la faiblesse de ce sphincter. Si énergiques que soient ses contractions, elles ne fermeraient jamais assez l'orifice vulvaire, pour l'empêcher d'être franchi par un corps dilatant bien conduit.

Quant à l'analogie avec ce qui se passe dans la fissure anale, Gosselin ne lui accorde pas plus de valeur, car il dit avoir démontré depuis longtemps, que le doigt ne fait pas constater une étroitesse plus grande de l'orifice, chez les sujets atteints de fissure que chez les autres.

Ce qui a donné naissance à l'idée de contracture, c'est que la malade ne souffre que par la dilatation de l'orifice vaginal.

A l'état de virginité n'y a-t-il pas chez les jeunes filles un état de sensibilité physiologique de la vulve, laquelle s'émousse par l'habitude du mariage? Cependant, cette sensibilité, qui est toute physiologique, est bien différente de la contracture. C'est donc, suivant Gosselin, une sorte d'hyperesthésie vaginale de retour, pour les femmes qui, après avoir perdu cet état, pendant plus ou moins longtemps, voient, même après un ou deux accouchements, cette hyperesthésie vaginale revenir; et chez les femmes où cette hyperesthésie, mise en jeu par la dilatation, se continue pendant plus ou moins longtemps après le mariage, soit que la défloration ait eu lieu, soit qu'elle ait été empêchée par la douleur, c'est l'hyperesthésie vaginale prolongée.

Admettre l'hyperesthésie à l'exclusion de la contracture, c'est commettre la même faute que d'admettre la contracture à l'exclusion de l'hyperesthésie. Gosselin a donc tort de se montrer aussi absolu, car la pratique de tous les jours nous prouve l'existence de ces deux affections. Elles peuvent être indépendantes l'une de l'autre, de même qu'elles peuvent se trouver combinées.

Ainsi le Dr de Ranse a récemment publié l'observation de deux malades, chez qui il y avait une hyperesthésie vulvaire telle, que le moindre contact était des plus douloureux; mais on pouvait introduire dans le vagin le doigt ou le spéculum, sans voir se manifester la moindre contraction du sphincter.

Par contre, chez une troisième malade il n'y avait pas trace d'hyperesthésie; mais dès que l'on cherchait avec le doigt à franchir l'anneau vulvaire, on sentait une puissante contraction qui empêchait d'aller plus loin, sans employer une certaine force.

Nous sommes donc en droit de dire : autre chose est l'hyperesthésie du conduit vulvo-vaginal, autre chose est le rétrécissement spasmodique de ce canal. Toutefois, dans la grande majorité des cas, cette dernière affection est la conséquence de la première, et quand il y a hyperesthésie, il y a presque toujours sténose spasmodique. Par conséquent, les faits que le professeur Gosselin invoque à l'appui de sa thèse (hyperesthésie sans contracture), constituent presque une exception. Son argumentation prouve qu'il y a des cas où le rétrécissement spasmodique n'est pas le résultat nécessaire de l'hyperesthésie, ce que personne ne conteste ; mais elle est sans aucune valeur pour démontrer que l'élytrosténie spasmodique n'existe pas. Jusqu'ici notre opinion sur ce point est inébranlable, car nous avons vu plusieurs faits, prouvant jusqu'à l'évidence, combien est fondée la distinction que nous venons d'établir entre ces deux affections (1).

En général, ces rétrécissements ne se montrent que de 25 à 30 ans, chez les femmes à tempérament nervoso-lymphatique ; ils reconnaissent habituellement pour cause la vaginite, et plus particulièrement la vaginite granuleuse, d'après Richet, Cullerier et Gosselin. Les fissures du conduit

----

(1) Le rétrécissement porte sur la vulve ou sur le vagin. Dans le premier cas, on a la vulvosténie spasmodique ; dans le second cas, l'élytrosténie spasmodique. Ces termes ne devraient pas être synonymes de vulvisme et de vaginisme, lesquels devraient simplement désigner l'hypéresthésie des parties correspondantes du conduit vulvo-vaginal.

vulvo-vaginal doivent, elles aussi, occuper une des premières places dans l'étiologie de la maladie. La présence de corps étrangers dans le vagin l'occasionne quelquefois. Ainsi, Richet, dans son *Traité d'anatomie topographique*, raconte qu'il a donné des soins à une femme, à laquelle Chomel avait appliqué un pessaire d'ivoire. La présence de cet instrument, qui cependant était resté peu de temps en place, avait déterminé un tel resserrement de l'anneau vulvaire, que l'exploration par le toucher occasionnait des spasmes suivis de syncopes. Il constata que l'entrée seule du vagin était coarctée. L'application d'une pommade belladonée, l'usage des immersions froides souvent répétées, firent cesser cet état en quelques jours, et le spéculum bivalve put être appliqué sans aucune souffrance.

Le Dr Charrier signale, comme cause prédisposante, la mauvaise conformation anatomique des parties sexuelles de certaines femmes, chez qui, le périnée présentant une longueur considérable, la fourchette semble portée en haut vers le pubis. Si, lorsque la femme est couchée, on veut explorer l'utérus, on est obligé de porter le doigt selon une ligne plus ou moins oblique de haut en bas, de manière à former avec le pubis un angle plus ou moins aigu. Si cette disposition se présente chez une femme nouvellement mariée, le mari, on le comprend, éprouvera parfois de bien grandes difficultés pour franchir l'orifice vulvaire, et ses efforts réitérés pourront produire une inflammation des parties génitales, et provoquer un spasme douloureux.

C'est également ce qui arrive, lorsque la crainte ou la faiblesse génitale empêche le mari d'accomplir plus hardiment l'acte conjugal. La résistance nerveuse de la femme, dit le Dr Mahon, les appréhensions de la douleur, amènent de la part du mari des ménagements, qui, prolongés pendant des semaines et des mois, finissent par passe.

en habitude. Les tentatives de cohabitation ne font qu'augmenter l'irritabilité vulvaire et la contracture spasmodique du sphincter cunni.

De même, dit Charrier, un organe disproportionné au calibre relativement trop petit des parties sexuelles de la femme, et l'étroitesse excessive congénitale du conduit vulvovaginal peuvent amener le vaginisme.

Pour comprendre, dans ces circonstances, la pathogénie des rétrécissements spasmodiques, il faut se souvenir de la loi, établie par Boyer, pour expliquer la contracture du sphincter anal. Cette loi est ainsi formulée : toutes les fois qu'un plan musculaire est recouvert par une muqueuse, si celle-ci vient à s'enflammer, les fibres musculaires sous-jacentes peuvent devenir le sujet d'une contracture spasmodique.

Le Dr Visca indique encore les soins mal dirigés de la toilette chez certaines femmes, l'usage prolongé et intempestif de lotions astringentes, qui peuvent produire une irritation de la muqueuse vulvo-vaginale, et partant le spasme du sphincter. Le Dr Lutaud n'admet pas cette cause. D'abord, dit-il, les femmes qui débutent dans la vie conjugale ont rarement l'habitude d'employer ces soins exagérés de la toilette. Cette explication nous semble sujette à caution, et en tout cas de beaucoup inférieure à la suivante, à savoir que les lotions astringentes tendent plutôt à faire disparaître le vaginisme qu'à le produire. Il est juste néanmoins de reconnaître, qu'une solution astringente concentrée peut produire l'effet d'un caustique, et amener l'inflammation des parties qu'elle touchera. Dans ce cas, rien ne s'oppose à ce que le spasme se manifeste.

On a encore incriminé l'abus des plaisirs vénériens, l'hystérie, la présence d'excroissances épithéliales au pourtour de l'orifice vulvo-vaginal (Dechambre), d'un névrome

(Sims), de la dysménorrhée (Seney), les déchirures produites par l'accouchement (Gueneau de Mussy, Sims, Michon, etc.), l'hyperesthésie des débris de l'hymen (Gaillard-Thomas). Le Dr William Neftel (de New-York) a rapporté une observation de rétrécissement spasmodique du conduit vulvo-vaginal engendré par l'empoisonnement saturnin et guéri par l'électricité (Gaillard-Thomas).

Inventaire dressé de ces diverses causes, on voit que l'inflammation joue, en définitive, un rôle des plus importants dans la genèse du vaginisme, sans expliquer cependant tous les cas.

E. *Elytrosténie néoplasique.* — On appelle ainsi celle qui reconnaît pour cause la production d'un tissu de nouvelle formation, quelles que soient sa nature et sa provenance.

Toutes les tumeurs du vagin peuvent mettre obstacle à l'une des fonctions auxquelles il est destiné, et surtout au coït. On y rencontre des fibromes, des myômes, des fibro-myômes, des fibro-sarcomes, des épithéliomes, des stéatomes, des kystes, etc. Ces tumeurs peuvent occuper tous les points du canal, présenter un volume plus ou moins notable, être sessiles ou pédiculées. Toutes ne sont pas également fréquentes : abstraction faite des productions malignes, ce sont les kystes que l'on y voit ordinairement.

Bien que cette affection ne soit pas des plus communes, on en trouve dans les auteurs des observations assez nombreuses. Quand il n'y a que trois ou quatre de ces petites tumeurs, il n'y a pas lieu de s'en préoccuper ; car, contenant un liquide blanc muqueux, elles sont molles, et n'opposent un véritable obstacle au membre viril, que lorsque leur nombre est considérable, comme dans le cas dont parle Breisky, où il existait un véritable conglomérat de ces néoplasmes, occupant toute la partie postérieure du vagin ;

ils formaient un véritable rétrécissement annulaire. Dans ce cas, évidemment, l'art doit intervenir.

Parmi les productions néoplasiques de la vulve, citons le cancer des lèvres, qui, selon sa variété, rétrécit par sa présence seule l'entrée du conduit, ou au contraire, atrophiant les tissus, donne naissance à une coarctation squirrheuse du segment vulvaire.

Viennent maintenant les tumeurs kystiques, dont Parent-Duchatelet a depuis longtemps signalé les inconvénients. Il dit que les prostituées présentent fréquemment, dans l'épaisseur des grandes lèvres et d'un seul côté à la fois, des tumeurs indolentes, qui commencent par un petit noyau d'engorgement, et se tuméfient à chaque époque menstruelle. Abandonnées à elles-mêmes, elles acquièrent un volume assez considérable, pour gêner mécaniquement ces filles dans leur triste métier. Elles sont rarement dures, fibreuses ; le plus habituellement, elles sont remplies d'un liquide albumineux très épais ou d'une substance mellicérique.

Nous ne ferons que mentionner l'éléphantiasis des grandes lèvres, et toutes les variétés de tumeurs pouvant se rencontrer dans l'épaisseur de celles-ci, et mettre obstacle au coït par leur volume, souvent énorme, qui rétrécit l'entrée du conduit génital. Les journaux de médecine en contiennent des exemples multiples.

L'accouchement peut même être entravé dans ces cas. Aussi, Stoltz a été appelé auprès d'une jeune femme en travail dont les lèvres, grandes et petites, et le périnée étaient hypertrophiés, indurés et couverts de nombreux et volumineux papillomes. L'ouverture de la vulve était très étroite, et la tête se trouvait arrêtée derrière elle. Il fallut faire des débridements multiples et appliquer ensuite le forceps.

Mais n'insistons pas davantage sur l'élytrosténie néoplasique ; on trouvera sur ce sujet tous les détails désirables, dans les divers traités de maladies des femmes, auxquels nous renvoyons, car, il ne rentre pas dans notre cadre de décrire complètement les néoplasmes des voies génitales.

§ 2. — DES RÉTRÉCISSEMENTS ARTIFICIELS.

Comme leur nom le donne à entendre, ces rétrécissements reconnaissent pour cause soit l'intervention du médecin, soit l'emploi de certains procédés, pouvant être mis en œuvre par une main étrangère à l'art de guérir. Nous allons passer en revue les uns et les autres.

A. *Rétrécissements chirurgicaux*. — La première catégorie comprend un certain nombre d'opérations, portant soit sur le segment vulvaire, soit sur le segment vaginal, soit sur tous les deux à la fois. Nous ne ferons que les indiquer, car tous les traités de gynécologie en parlent. Le Dr Bourdon (Des anaplasties périnéo-vaginales, Paris, 1875) les a étudiées d'une façon remarquable.

Episiorrhaphie.

(Επισιιον, lèvres; ραφη, suture.)

C'est une opération que l'on pratique, lors de prolapsus vaginal, quand celui-ci n'a pas entraîné la chute de l'utérus, et que l'âge de la malade permet de se contenter d'un orifice partiellement oblitéré. Ce procédé opératoire, proposé en 1832 par Frick (de Hambourg), consiste à enlever les petites lèvres, à aviver les grandes, et à réunir par des sutures les surfaces mises à nu (Thomas).

A ce rétrécissement artificiel du segment vulvaire, nous

opposerons un rétrécissement analogue portant sur le segment vaginal.

Elytrorrhaphie.

(Ελυτρον, vagin; ραφη, réunion.)

Cette opération a pour but de resserrer le vagin, de diminuer sa capacité, et de fournir en même temps une colonne cicatricielle capable de soutenir l'utérus. La priorité de cette conception remonte à Romain Girardin, qui proposa cette opération en 1823. Elle consistait à enlever une bande de la muqueuse vaginale et à réunir les deux lèvres de la plaie, de manière à diminuer le calibre du vagin. C'était le procédé de Dieffenbach et de Henning. De nos jours, le principe de l'opération est resté le même (Thomas).

Les deux opérations précédentes forment, par leur combinaison, l'élytro-épisiorrhaphie. De même, l'épisiorrhaphie, jointe à la périnéorrhaphie, forme l'épisio–périnéorrhaphie. L'étymologie de ces mots nous en montre suffisamment la signification.

Nymphorrhaphie.

(Νυμφη, petites lèvres; ραφη, suture.)

Nous donnons ce nom à une opération, qui a pour but de reconstituer l'hymen détruit, *tam membro virili, quam digitis, aut ferro, aut alia re simili*. Elle présente beaucoup d'analogie avec l'épisiorrhaphie, mais elle a comme caractère spécial de n'intéresser que les petites lèvres. Voici en quoi elle consiste : on avive la face interne des nymphes, au niveau du bord postérieur du segment vulvaire, dans une étendue proportionnée au degré de sténose que l'on veut obtenir ; on suture ensuite les deux surfaces mises en contact, soit avec du fil de soie, soit avec du fil d'argent, on peut même se contenter d'y appliquer quelques serres-fines. Des irrigations détersives et des compresses imbibées d'eau phéniquée, appliquées sur la vulve, constituent tout le pansement. Au bout de quelques jours, le rétrécissement physiologique, constitué par l'hymen, est remplacé par un rétrécissement pathologique, ayant tous les caractères d'un hymen naturel.

C'est à la conscience du médecin, qui seul est capable d'entreprendre et de mener à bien cette opération délicate, qu'il appartient de juger de son opportunité. S'il s'y décide, ce ne sera qu'après avoir examiné attentivement, et sans préjugé, les motifs qui peuvent le déterminer à intervenir. Si nous nous arrêtons un peu sur la nymphorrhaphie, c'est que nous avons des raisons pertinentes, pour savoir que dans la pratique on peut avoir à résoudre ce problème.

Nous devons faire une remarque concernant les rétrécissements thérapeutiques du conduit vulvo-vaginal. Pour tenter l'élytrorrhaphie, avons-nous dit plus haut, il faut que l'âge de la malade permette l'oblitération de son vagin. Tant que la période d'activité génitale n'est pas terminée, on doit penser à la possibilité des rapports sexuels et à l'éventualité d'une grossesse ; sans cela, on s'exposerait à des accidents. Ainsi, Auguste Bérard, dans le Dictionnaire en 30 volumes, rapporte qu'après une périnéorrhaphie, la vulve fut à ce point rétrécie, que les rapprochements sexuels devinrent impossibles. On trouve aussi dans le volume V de la *Gazette médicale* une observation de dystocie par cicatrice, survenue à la suite d'une épisiorrhaphie. Tous les faits de ce genre se ressemblent, dit Cazeaux, et la conduite de l'accoucheur est des plus simples quand il se trouve en présence d'un cas semblable. Quelques incisions, et, s'il le faut, une application de forceps, terminent l'accouchement.

Infibulation.

(*In*, *fibula*, agrafe.)

L'infibulation, dit Macquart, a été employée contre un sexe dont les hommes jaloux ont redouté la faiblesse. Plusieurs nations de l'Asie et de l'Afrique et surtout les Ethiopiens ont coutume, aussitôt que leurs filles sont nées, de rapprocher par une sorte de couture les parties que la nature a séparées. Ils ne laissent de libre que ce qui est nécessaire pour les excrétions naturelles. Les chairs adhèrent peu à peu, à mesure que l'enfant prend son accroissement, de sorte qu'on est obligé de les séparer par une incision, lorsque le temps du mariage est arrivé. On dit qu'ils se servent, pour cette sorte d'infibulation, d'un fil d'amiante, afin qu'il ne se corrompe point. Au moment du mariage, la mère du fiancé examine la fibule, et ne consent au mariage que si elle est intacte. On l'incise, dit Garnier, dans l'étendue d'un pouce environ, en grande pompe, quelques jours seulement avant la cérémonie, ce qui produit à la place des grandes lèvres deux petits ailerons disgracieux limitant étroitement la vulve, avec le clitoris profondément enfoncé, et à peine perceptible. L'infibulation a lieu de un an à dix-huit mois, et est pratiquée par la mère ou la sage-femme. Le Dr Blanc, médecin militaire à Aden, en a constaté les traces chez les prostituées somalées.

Il y a certains peuples qui infibulent les femmes simplement avec un anneau, comme cela se pratiquait chez les hommes (1).

De Thévenot et Tavernier parlent également de cette coutume dans leurs *Voyages en Orient* (2).

B. *Des rétrécissements consécutifs aux injections astringentes.* — Nous abordons maintenant un sujet des plus intéressants, à notre avis, sous bien des rapports, et que le gynécologue devrait approfondir. Avec Mercatus, nous dirons que, si un motif honnête ne nous permettait pas de traiter de cette variété d'élytrosténie, nous en aurions

---

(1) Les Romains, pensant que la voix des chanteurs ou des acteurs se ruinait par l'usage des femmes, et que c'était ainsi que les athlètes perdaient leur force, imposaient à ceux-ci l'infibulation. On tirait en avant, dit Celse, la peau préputiale, on y faisait deux trous, et on y passait un anneau métallique. Ces sortes de gens (comédiens, chanteurs et athlètes) sachant tout le prix que certaines femmes attachaient à la possession d'hommes infibulés, se faisaient payer excessivement cher l'enlèvement de la fibule : *mulieres emin magno pretio coïtum ab histrione conducebant.* L'aberration féminine était portée à ce point que des femmes de sénateurs, belles et enviées, ne craignirent point de rechercher les faveurs des infibulés.

L'infibulation avait aussi été imposée aux malheureux esclaves, qui servaient chez les lenones (exploiteurs de maisons de tolérance). On infibulait aussi les jeunes gens dans l'intérêt de leur santé et de leur sagesse. (*Jam vero pedagogia custodiantur argento*) (Pline).

Dans les Indes, certains fakirs se condamnant à une continence absolue, se soumettent à l'infibulation et, pour faire constater la réalité du célibat, ils s'exposent dans un état de nudité complète aux regards édifiés du public. Parfois, les femmes, en passant, effleurent des lèvres cet appareil de pénitence, et croient ainsi accomplir un acte religieux. (Voyages de Thévenot.)

(2) Au moyen âge, les seigneurs, partant pour un lointain voyage, avaient soin d'infibuler leurs femmes de la même façon. C'était aussi un anneau, représentant une sorte de serrure, dont ils ne confiaient, bien entendu, la clef à personne.

simplement fait mention ; mais comme on voit quelquefois la stérilité être le résultat du relâchement du vagin, et même, ce qu'Hippocrate savait déjà, la chute de l'utérus et de la muqueuse du vagin reconnaître cette origine ; comme la solution de diverses questions importantes dépend de la connaissance de cet ordre de faits, comme enfin, ce sujet est tombé dans l'oubli depuis longtemps, nous croyons faire œuvre utile, en l'étudiant avec toute l'importance qui lui est due.

Les femmes d'un certain monde connaissent bien les propriétés toniques des substances dont elles préparent leurs injections. Pour pallier les résultats de rapprochements sexuels trop fréquemment répétés (1), elles emploient des

---

(1) Il est rationnel de penser que l'exercice immodéré du coït imprime au conduit vulvo-vaginal des changements de dimensions à peu près constants, soit en longueur, soit surtout en largeur. Mais, voyons ce que la pratique nous enseigne à ce sujet.

Parent-Duchatelet, qui avait examiné un nombre incalculable de femmes, disait avoir rencontré de jeunes prostituées, presque débutantes dans le métier, avec un vagin énormément dilaté, tandis qu'au contraire, il n'est pas rare de constater, chez des femmes adonnées depuis 10, 15, 20 ans à la prostitution la plus active, un vagin d'une dimension médiocre et sans la moindre altération des parties génitales. Les proportions qu'offre le conduit vulvo-vaginal chez certaines femmes, ne doivent donc pas plus nous étonner que les dimensions de certaines parties du corps, qui varient d'une manière si remarquable, suivant les individus.

Le Dr Charpy (Annales de Dermatologie, 1871-72) dit, au contraire, que l'orifice vaginal est constamment évasé, par suite de la perte de l'élasticité des tissus et de la tonicité du muscle constricteur, que les petites et les grandes lèvres ont subi une atrophie ou une hypertrophie, qu'elles sont flasques, ridées, etc., etc.

A côté de femmes qui se livrent au coït jusqu'à vingt fois par jour, et dont les organes génitaux externes ne présentent aucune déformation, autre que celles dues à la masturbation ou au saphisme, on en trouve de très nettes, chez des jeunes filles de 16 ou 17 ans, déflorées depuis 4 à 6 mois au plus, chez les femmes vivant en

solutions astringentes plus ou moins concentrées et, on doit le reconnaître, elles atteignent presque toujours le but qu'elles poursuivent. Alun, sulfate de fer, sulfate de zinc, acétate de plomb, sublimé corrosif, tannin, cachou, roses de Provins, etc., sont également en faveur.

Déposées immédiatement sur une membrane muqueuse, dit Trousseau, ces substances manifestent des effets véritablement toniques, en restreignant ce mot à sa valeur ri-

---

concubinage, chez les femmes mariées qui n'ont des rapports sexuels que tous les deux ou trois jours, ou même une fois par semaine. Ces déformations, ajoute avec raison le Dr Martineau, à qui nous empruntons les quelques lignes qui précèdent, tout en pouvant être attribuées au coït, résultent surtout du développement exagéré des organes génitaux externes, qu'on remarque chez certaines femmes scrofuleuses, lymphatiques ou arthritiques.

Quant à nous, il nous semble incontestable, que chez les filles de joie encore jeunes, c'est-à-dire, n'ayant pas dépassé 30 ou 35 ans, les parties externes de la génération n'offrent pas de sensibles différences avec celles des femmes du même âge qui usent modérément du coït. Généralement, le doigt, franchissant l'anneau vulvaire, ne fait apprécier aucun relâchement de cet anneau ; mais il n'en est plus de même lorsqu'on explore le vagin : il présente une augmentation de capacité presque constante. Cette dilatation, nous paraît devoir être rapportée : 1° à l'abus du coït ; 2° à l'absence de fibres musculaires réunies en faisceaux et capables de se contracter sous l'influence de la volonté (contrairement à ce qui se passe pour le sphincter vaginal qui peut se contracter tant qu'il est dans son intégrité) ; 3° à l'habitude, commune au plus grand nombre d'entre elles, de faire leur toilette « propriâ manu », détestable procédé qui a, entre autres inconvénients, celui de produire diverses espèces de métrite : nous en avons rencontré des exemples ; 4° enfin, à la coutume qu'ont ces mêmes femmes de mettre une éponge dans le vagin au moment de leurs règles, laquelle augmente de volume sous l'influence des fluides sécrétés, et distend considérablement les parois du vagin.

Ne pourrait-on pas attribuer ces différences dans les dimensions du vagin, chez des femmes soumises aux mêmes causes, à ce que les unes emploient des injections astringentes et à ce que les autres s'en abstiennent ?

goureusement étymologique, c'est-à-dire qu'elles y produisent une astriction fibrillaire, un resserrement, une tonicité qui effacent le diamètre des interstices organiques et des vaisseaux capillaires, au point d'en expulser les liquides, d'y tarir les exhalations, d'y produire du refroidissement, de la pâleur et une sensation de froncement et de condensation.

Et en effet, quand on touche ces femmes, on trouve toujours le vagin desséché ; de plus, il donne au doigt une sensation de froncement particulière, que l'on n'oublie pas après l'avoir perçue. Elle est spéciale au vagin qui a subi l'action des astringents.

Si l'application de la substance astringente n'est pas continuée, dit encore Trousseau, un mouvement réactionnel succédera à cette impression immédiate et antivitale ; un excès de vascularité et de tous les actes organiques qui y sont liés, remplacera bientôt ce spasme tonique qui avait effacé la vascularité de la partie, et affaibli tous les actes organiques qui en dépendent.

Mais si le contact de la substance astringente est continué, ou promptement renouvelé avant le retour de la vascularité, les tissus vivants restent frappés de cette condensation, de cet engourdissement. Ils sont froids, insensibles, raides, mortifiés : ils sont *tannés* comme les peaux mortes. Cette expression énergique de Trousseau rend bien la sensation fournie, quand on explore un vagin habitué aux injections astringentes.

Le resserrement des parois du conduit vulvo-vaginal sera donc, on le conçoit, plus ou moins prononcé, selon que l'action des astringents sera passagère ou permanente, selon que la solution employée sera plus ou moins concentrée, et selon le degré d'astringence de la substance. On pourra alors avoir, selon les cas, tous les intermédiaires entre une simple extensibilité moins prononcée, et le rétrécissement très accentué confinant à l'atrésie.

Témoin le fait suivant que nous tenons de la bouche même de son auteur:

Une jeune personne d'environ 22 ans se présenta un jour à la consultation du Dr X... (On nous permettra de taire son nom connu et à juste titre estimé du public médical.) Elle lui avoua qu'à la suite de relations coupables elle était devenue mère deux fois. Un magnifique parti s'offrait à elle ; mais elle n'osait affronter l'épreuve de la couche nuptiale, craignant que son inconduite antérieure n'apparût à son époux. Elle était d'autant plus désespérée, qu'appartenant à ces privilégiées de la nature, chez qui la maternité ne laisse point de traces, il n'existait d'autre stigmate de son double accouchement, qu'une ampliation du conduit vulvo-vaginal, et la disparition de l'hymen.

Son repentir, ses prières, ses larmes plaidèrent sa cause avec tant d'éloquence que le Dr X... céda. En moins de quinze jours, il rendit Mlle Y... tellement...... vierge que, le mariage ayant eu lieu sur ces entrefaites, son heureux époux fut plusieurs jours, avant de pouvoir consommer l'acte conjugal.

Le procédé employé par notre confrère fut celui dont nous venons de parler, c'est-à-dire, des injections astringentes de plus en plus concentrées. Il est probable que le résultat obtenu ne fut que passager, et disparut avec la cause qui l'avait produit, mais après huit jours de mariage, cela importait peu.

Il y a bien longtemps que cet effet des substances astringentes, et l'utilité qu'on pourrait en tirer, sont connues des médecins, puisque le père de notre science, nous l'avons dit, a déjà signalé tout le bénéfice qu'on pouvait espérer de leur emploi, lors de prolapsus utérin ou vaginal.

Antoine Hotman, dans son *Traité de la dissolution du mariage*, remarque que le D‍r Hostiensis a conseillé aux sages-femmes, de laver le corps de celles qu'elles visitent (avant l'épreuve du congrès) « à celle fin qu'elles ostent toutes choses restrinctives ». Il dit aussi qu'une femme de médiocre qualité, avait mis en procès son mari, et l'accusait d'impuissance ; elle s'en désista, parce qu'elle se trouva grosse ; mais elle s'était artificiellement si fort rétrécie, pour l'instruction de son procès, qu'elle eut besoin d'un chirurgien à son accouchement.

Prepositus cite le cas d'une dame d'Italie qui, dans le but de plaire à son mari, se rétrécit à tel point, qu'il ne lui fut plus possible d'avoir des rapports, ni avec lui, ni avec d'autres.

Selon Vincent Tagereau, il est écrit en la glose sur le canon : *Quod licet mulier fuerit milliès corrupta, ad hoc tamen potest invenire remedium, mille enim commenta in his fiunt.* Si l'homme, dit-il plus loin, au moment du congrès, mettait en fait que sa partie eût usé de fomentations et de médicaments astringents, pour se rétrécir et paraître pucelle (comme font quelques-unes), on n'y ferait pas attention, ces visiteurs de la cour d'Eglise tenant pour maxime, et les juges, à leur relation, que rien ne peut empêcher qu'on ne connaisse d'une façon certaine si une femme est vierge.

Agrippa de Nettysheim, dans le chapitre LXIV‍e de son livre : *de vanitate scientiarum et artium* (1531), dit que l'art médical a le pouvoir de rendre aux filles de joie la virginité perdue.., *ars medicina, quae concupitam venerem a quâvis pathicâ puellâ facile obtinet, dum pollicetur, resarcinato hymenœo, amissam virginitatem restituere.*

Avicenne (liv. III, fen. XX, tract. II, cap. 47) consacre un chapitre aux remèdes « *constringentibus vulvam* ». Il recommande la macération dans du vin ordinaire ou dans du vin aromatique de bois d'aloès, de glaieul, de giroflier, de noix de galle, non encore parvenues à maturité, de jonc aromatique, d'écorce de pin, d'alun, etc. Avec ces substances, on faisait un liquide astrigent qu'on employait en injections ou en lotions.

Mercatus (*de virginali astrictione a partu comparanda*, liv. IV, chap. XIV. *De mulierum affectionibus*) préconise l'alun en solution, le suc d'oseille, la macération de noix de galle. Mais il est deux compositions qui, entre toutes, lui ont donné d'excellents résultats ; les voici :

<table>
<tr><td>1° ℞ Sang dragon.
Bol d'arménie.
Alun.
Mastic.
Noix de galle.</td><td>} āā ℥ f. f.</td></tr>
</table>

Pulvérisez ; mettez le tout dans de l'eau chalybée. Trempez dans ce mélange un tampon de coton, que vous introduirez dans le vagin.

<table>
<tr><td>2° ℞ Noix de galle.
Sumac.
Plantain.
Grande consoude.
Alun.
Cnidium.</td><td>} āā ℥ j.</td></tr>
</table>

Faites bouillir dans de l'eau de pluie, et prenez en injection cette décoction.

Aujourd'hui encore, ces préparations ne seraient pas à dédaigner, car plusieurs des substances qui y sont contenues occupent les premières places dans la série astringente.

Loys Mercatus, conseille encore aux praticiens de choisir

entre les feuilles d'olivier, de vigne, de chêne, etc. ; mais il a soin d'avertir de ne point se servir de ces préparations avant le retour de couches, de peur qu'elles ne suppriment la menstruation.

Zacchias disait que des jeunes filles, pour céler leur impudicité, laquelle apparaîtrait facilement à leur mari, à cause du relâchement des voies génitales, ont le pouvoir de se rendre tellement étroites, par des remèdes appropriés, qu'elles parviennent à acquérir, non seulement l'étroitesse qu'elles avaient avant de perdre leur virginité, mais encore à la dépasser de beaucoup ; et il y a un grand nombre de médecins qui emploient leur science à faire paraître vierge une femme corrompue ; et ils font cela non seulement pour éviter l'infamie qui rejaillirait sur la femme, qui aurait failli avant son mariage, mais aussi pour que la trop grande amplitude du vagin n'empêche pas la jouissance dans l'acte conjugal et ne puisse pas mettre entrave à la conception (1).

Zacchias donne les règles à suivre, afin que le médecin appelé en justice, pour donner son avis sur la virginité d'une personne, ne confonde pas la vraie virginité avec celle que procure l'emploi des médicaments que nous venons d'énumérer.

A l'état normal, les parties génitales sont douées d'une certaine humidité naturelle ; mais lorsque la femme a usé de médicaments astringents, le médecin trouvera le conduit desséché, résistant, sec et resserré. Non content de cette constatation, il devra faire des lotions émollientes composées avec de la mauve, de la violette, du fenu-grec, du lin, etc.; quand on emploie ces médicaments, il ne faut pas tenir

____

(1) Tagereau raconte aussi que, de son temps, il y avait des spécialistes, dont la principale occupation était de rendre vierges celles qui ne l'étaient plus.

compte du résultat obtenu de suite après la lotion, mais seulement après que les parties auront acquis un degré de siccité convenable. En effet, les parties génitales seront évidemment relâchées immédiatement après la lotion émolliente ; lorsqu'au contraire les parties seront sèches, si la femme est vierge, elles adhèrent entre elles ; mais si la virginité des parties est simulée, leur resserrement cesse, et elles restent béantes, témoignant manifestement de la corruption, laquelle deviendra d'autant plus certaine qu'il s'y ajoutera d'autres signes de défloration.

Nous avons voulu contrôler l'exactitude des résultats avancés par les anciens médecins, et nous avons pu nous convaincre qu'ils ne sont entachés d'aucune exagération. On sera persuadé, comme nous, que l'élytrosténie la plus prononcée peut être produite par les injections astringentes, quand on aura lu l'expérience suivante :

Madame X..., mère de plusieurs enfants, est examinée le 1er du mois. Conformation absolument normale.

Le 1er, soir. Une injection de 1 gramme de tannin.

Le 2, matin. Tannin, 1 gramme.

Le toucher vaginal, pratiqué à midi, ne dénote aucune modification des parties génitales. Comme le premier jour, le doigt pénètre facilement dans le canal, lequel présente l'ampleur commune aux femmes qui ont été mères plusieurs fois. Les valves d'un spéculum Cusco, de moyen calibre, s'écartent à leur maximum.

Le 2, soir. Tannin, 2 grammes.

Le 3, matin. Tannin, 2 grammes.

Examen à midi : l'indicateur est légèrement comprimé par les parois du conduit quelque peu rétréci : il y a une sensation de sécheresse très accusée, dont Madame X... a d'ailleurs le sentiment ; les rides du vagin se sont accentuées et produisent un froncement bien net.

Le 3, soir. Tannin, 2 grammes.

Le 4, matin. Tannin, 2 grammes.

Le resserrement constaté hier est devenu insensible.

Le 4, soir. Tannin, 2 grammes.

Le 5, matin. Tannin, 2 grammes.

Soir. Tannin, 3 grammes.

Le 6, midi. Tannin, 2 grammes.

On a regagné le bénéfice perdu.

Le 6, midi. Tannin, 2 grammes.

Soir. Tannin, 3 grammes.

Le doigt est de plus en plus serré ; les sensations de sé-cheresse et de froncement se sont accentuées.

Le 7, matin. Tannin, 3 grammes.

Midi. Tannin, 3 grammes.

5 heures. Tannin, 3 grammes.

9 heures 1/2. Tannin, 3 grammes.

Le 8. 12 grammes de tannin comme la veille.

Le rétrécissement est très prononcé, le petit doigt n'est introduit qu'avec difficulté ; il ne faut donc point songer au spéculum. Madame X... éprouve de la douleur au contact du doigt, laquelle est due bien évidemment à la sécheresse considérable du conduit : celle-ci est si intense que l'auriculaire enduit de vaseline peut à peine se frayer un chemin. La coarctation est surtout évidente à l'entrée du conduit vulvo-vaginal.

Le 9. Les règles surviennent.

Le 10. Nous examinons Madame X... : le vagin a perdu toute tonicité et se laisse facilement dilater.

Le 15. Les menstrues sont terminées ; le vagin n'est pas plus resserré qu'au commencement du mois.

Le 16. Tannin, 6 grammes.

Le 18, matin, 3 grammes d'alun.

10 heures, 3 grammes.

D.   6

Midi, 3 grammes.

4 heures, 3 grammes.

6 heures, 3 grammes.

10 heures 1/2, 3 grammes.

Le 19. Madame X... prend 20 grammes d'alun.

Le conduit vulvo-vaginal se trouve à ce point rétréci qu'on ne pourrait y faire pénétrer une sonde métallique ordinaire.

Le 20. Les injections sont suspendues.

Le 25. Le vagin a repris à peu près ses dimensions normales.

Cette expérience nous montre : 1° Qu'on peut obtenir un rétrécissement du vagin tel que les rapports sexuels deviennent impossibles, à moins de violence très grande. Les choses se passent, dans ces cas, comme si l'entrée du canal était protégée par un hymen extrêmement résistant. 2° Que des doses considérables sont nécessaires pour arriver à un résultat. 3° Que ces doses élevées ne produisent pas de douleur, car jamais la dame mise en expérience n'en a accusé, mais seulement un sentiment de gêne très désagréable, laquelle était évidemment causée par la grande sécheresse du vagin. 4° Que l'effet immédiat est beaucoup plus prononcé que l'effet ultérieur. Ainsi, un jour, nous avons touché Madame X... immédiatement après une injection, et nous avons trouvé les parois vaginales beaucoup plus resserrées, qu'elles ne l'étaient deux jours après, malgré la continuation des injections, si l'on examinait cette dame plusieurs heures après la dernière injection. Cela est du reste conforme à la théorie. 5° Que les règles annihilent l'effet des astringents. — Il faut avoir soin de n'arriver à de fortes doses qu'après avoir commencé par de plus faibles. De cette façon, on habitue peu à peu la muqueuse vaginale au contact du liquide, et la patiente ne souffre pas, ce qui arriverait infailliblement, si on débutait par des doses plus élevées; en outre, l'effet obtenu est beaucoup plus durable (1).

Lorsqu'on se sert d'injections astringentes concentrées, y a-t-il lieu de craindre la pénétration du liquide dans le péritoine ? Non, car Guyon, qui, au rapport de Richet, a tenté sur le cadavre des injections forcées dans le vagin, en liant même les parois de ce conduit sur l'extrémité de la seringue, n'a jamais vu le liquide coloré, dont il se servait, aller au delà de la cavité du col et du corps. Il serait donc puéril de supposer que, sur le vivant, des injections vaginales, qu'on pousse toujours avec de certains ménagements, pourraient traverser ainsi le canal utérin, toute la longueur de la trompe et arriver dans le péritoine, quand sur le cadavre, alors qu'on injecte le liquide avec force et qu'on l'empêche de rétrograder, on ne parvient pas à en faire passer une gouttelette dans le conduit tubaire.

Nous croyons inutile d'insister davantage sur les résultats que l'on peut retirer de l'emploi des injections astringentes. Après l'étude que nous venons de faire, il est facile d'appliquer la méthode aux divers cas de la pratique susceptibles d'être soumis à ce mode de traitement.

---

(1) Nous n'avons employé que le tannin et l'alun. Il serait intéressant d'expérimenter chacun des principaux astringents; de cette façon on pourrait dresser une sorte de table, où l'on consignerait l'efficacité de telle ou telle substance.

CHAPITRE IV

SYMPTOMATOLOGIE.

§ 1er. — Symptômes communs.

Les fonctions (1) que le canal vulvo-vaginal est appelé à
remplir restent à l'état latent, durant toute cette période
de la vie, qui s'étend de la naissance à la puberté. A ce moment, la menstruation s'établit. La facilité et la régularité
de son cours doivent être prises en sérieuse considération,
et par la mère de l'enfant et par le médecin. Si, en effet,
aucune cause accidentelle n'a appelé l'attention sur les parties sexuelles de la petite fille, pendant l'enfance, les règles
constituent un symptôme bien important qui, le premier,
peut fournir la notion d'une bonne conformation des organes génitaux. Assurément, lorsqu'il y a simple élytrosténie, la menstruation n'éprouve pas une perturbation aussi
accentuée et aussi constante que quand il y a atrésie du

---

(1) Nous suivrons, dans la description des symptômes, l'ordre que
la nature a elle-même imposé aux fonctions du vagin. Nous décci-
rons l'état de la menstruation d'abord, parce que, ordinairement,
celle-ci apparaît avant que le coït ait été pratiqué. Ensuite, nous
examinerons de quelle façon le vagin rétréci se comporte au point
de vue des rapports sexuels.

conduit; nous ne faisons même aucune difficulté pour admettre, avec Churchill, que l'écoulement sanguin se fera ordinairement sans grande difficulté et sans douleur notable, tant que le canal conservera une certaine perméabilité; mais, très fréquemment, il y a des troubles de la fonction, suffisamment prononcés pour que le médecin soupçonne quelque particularité morbide du côté des organes sexuels.

La menstruation, en effet, peut être diminuée, difficile, ou supprimée.

1° Il ressort des observations d'élytrosténie congénitale jusqu'ici publiées, que, la plupart du temps, les règles sont moins abondantes qu'à l'état normal. Dans les deux cas soumis à notre examen et que nous rapporterons plus loin, il en fut ainsi. A quoi cela tient-il? A un arrêt de développement qui, portant sur la totalité des organes de la génération, diminue leur vitalité et ralentit leur fonctionnement (1)? Peut-être; en tout cas, c'est une hypothèse fort plausible. Chez les femmes mariées, il y a encore une autre cause à faire intervenir : c'est l'anémie des organes génitaux, favorisée par la continence forcée de ces malades. On sait, en effet, que l'absence du stimulus sexuel diminue la quantité du sang menstruel (2). Cette cause est tellement réelle que nous avons presque toujours remarqué chez les femmes, dont les organes génitaux sont habituellement congestionnés par de fréquents rapports, une menstruation plus abondante que chez d'autres femmes, du même âge, non soumises à ces causes.—Dans l'élytrosténie acquise, ou les règles restent ce

---

(1) L'atrophie de l'utérus a été très souvent notée lors d'élytrosténie congénitale.

(2) Ce phénomène s'observe particulièrement chez les femmes qui, par état ou par vocation, restent vierges toute leur vie. Il y a, toutefois, de nombreuses exceptions à cette loi générale.

qu'elles étaient, ou pour le motif que nous venons d'exposer, elles diminuent de quantité.

2° Ordinairement, il y a dysménorrhée, sans que les menstrues soient complètement supprimées. Lorque, par suite d'un obstacle opposé à son libre écoulement, le sang se sera accumulé, d'abord dans la portion du conduit située au-dessus du point coarcté, ensuite dans la matrice, en quantité assez considérable pour jouer le rôle de corps étranger, alors l'utérus cherchera à s'en débarrasser; des douleurs se développeront, semblables, en tous points, quoique moins accentuées, à celles qui accompagnent l'expulsion du produit de la conception. Il se produira ensuite un écoulement plus ou moins abondant de sang liquide ou coagulé. Après avoir évacué son contenu, l'utérus revient sur lui-même. Dès que le sang réapparaît, les mêmes symptômes se reproduisent, et cela pendant toute la durée des règles.

Les exemples de ces troubles menstruels sont très nombreux, et, pour en citer quelques-uns, on n'a que l'embarras du choix. En voici deux pris au hasard. Nous rapportons plus loin une observation, tirée des Mémoires de l'Académie des sciences, où l'on voit qu'une jeune fille, dont le vagin admettait une plume à écrire, éprouvait tous les mois une tension douloureuse très intense dans le bas-ventre; les règles coulaient avec une grande difficulté.—Gaillard Thomas a soigné une jeune fille dont chaque époque menstruelle était marquée par des souffrances très vives qui l'épuisaient beaucoup. En l'examinant, il découvrit une oblitération partielle du vagin, résultant d'une gangrène que la malade avait eue pendant une attaque de typhus. Une accumulation de sang s'était faite au-dessus du point rétréci. Les contractions utérines, quoique extrêmement énergiques, ne donnaient issue chaque fois qu'à une petite quantité de sang.

3° Quelquefois, il y aurait aménorrhée complète. Ainsi, Scanzoni a vu une femme, d'une apparence florissante et robuste, qui ne pouvait accomplir l'acte conjugal à cause des douleurs violentes que cela lui occasionnait. Le pubis était complètement dépourvu de poils, les grandes lèvres, trop distantes l'une de l'autre vers le bas, étaient très peu développées, de même que le clitoris. Le méat urinaire se trouvait très en arrière et en haut, et le vagin présentait une telle étroitesse qu'il n'était pas même possible d'y introduire le petit doigt. Il eut de la peine à y faire entrer une sonde métallique d'un centimètre d'épaisseur; cependant, elle pénétra à 12 centimètres de profondeur.

L'aménorrhée aurait une cause toute naturelle, s'il était prouvé que la matrice fît défaut. Mais cela n'est pas certain; car, tout en n'ignorant pas que, d'après quelques auteurs, la glabréité du pubis indiquerait toujours l'absence de la matrice, nous savons, d'un autre côté, que des femmes privées de matrice ont un mont de Vénus abondamment fourni de poils. Du reste, Scanzoni ne dit pas avoir pratiqué le seul examen qui pût le renseigner sur la présence de cet organe, à savoir, le toucher rectal combiné avec l'exploration vésicale. De plus, en voyant une sonde pénétrer à 12 centimètres dans le vagin, ne nous est-il pas permis de supposer qu'elle est entrée dans la matrice? L'aménorrhée, dans les faits de ce genre, qu'elle soit primitive ou acquise, ne pourrait-elle pas trouver son explication dans l'hypothèse que nous avons émise plus haut, touchant l'arrêt de développement des organes génitaux, et dans l'anémie dont nous avons parlé?

Nous rappellerons ici que, dans notre observation, Madame X... a d'abord éprouvé de la dysménorrhée. puis de l'aménorrhée. Bien souvent, on a noté cet état particulier de l'écoulement sanguin diminuant progressivement jusqu'à ce qu'il fût complètement supprimé.

L'aménorrhée peut être simple ou, au contraire, être compliquée de manifestations douloureuses plus ou moins accentuées, comme dans le cas du Dr Schmith relaté plus loin.

C'est à ce cas qu'il faut appliquer la phrase laconique, par laquelle les anciens exprimaient les symptômes communs à l'atrésie et au rétrécissement « *impeditur coïtus, conceptio et purgatio* ». Et de fait, entre une élytrosténie ayant les caractères que nous avons énoncés et l'atrésie, il n'y a aucune différence au point de vue symptomatique.

Si certaines femmes atteintes d'élytrosténie présentent des troubles menstruels, il en est d'autres qui, avec une sténose beaucoup plus prononcée, sont très bien réglées. Scanzoni, par exemple, a vu une femme, chez qui l'entrée du vagin n'était plus indiquée que par une petite fossette, au fond de laquelle se trouvait une étroite ouverture, de la grandeur d'une tête d'épingle; une sonde cannelée ordinaire y entrait jusqu'à la profondeur de 11 centimètres. Par cette ouverture suintait le sang menstruel, et cela sans difficulté. La littérature médicale contient beaucoup de faits analogues.

Ce n'est donc pas dans une modification des mentrues, qu'il faut chercher un signe distinctif des rétrécissements du conduit vulvo-vaginal. Les rapprochements sexuels pourront seuls nous éclairer. Assez souvent, ceux-ci sont impossibles, mais dans tous les cas ils sont douloureux et difficiles : cela dépend du degré de coarctation que présente le rétrécissement.

Il n'est pas toujours aussi facile qu'on serait tenté de le supposer, de savoir si le coït ne s'accomplit pas normalement.

Le Dr Poullet, de Lyon, nous a transmis une observation très démonstrative à cet égard. Il s'agit d'une dame de 36 ans, d'un tempérament nerveux. Un jour il fut appelé auprès d'elle pour des malaises qu'elle éprouvait du côté du bas-ventre : un peu de spasme vésical et de la dysurie. Il y avait aussi de la leucorrhée.

Soupçonnant une érosion utérine, il voulut examiner la malade, mais le spéculum n'était pas applicable. La vulve, un peu rouge, était extrêmement sensible au moindre contact, et l'introduction de la pulpe de l'index détermina une douleur vive accompagnée de spasme douloureux. Cette femme, mariée depuis seize ans, n'avait jamais eu de rapport sexuel complet, par suite de la douleur qu'elle éprouvait au contact du membre viril (1). L'hymen était assez étroit pour ne laisser pénétrer que la pulpe de l'index.

Son bord libre était épaissi et recouvert de granulations rouges. *Le mari ignorait la particularité qui existait dans son ménage ; il disait bien que sa femme était tellement sensible et étroite qu'il ne pouvait entrer que peu profondément, mais il ne savait pas qu'au lieu d'entrer, ses efforts n'avaient abouti qu'à refouler un peu et à épaissir beaucoup la porte de la forteresse conjugale (2).*

Voilà donc un mari qui, 16 années durant, a pensé avoir avec sa femme des rapports normaux, et cependant, l'hymen intact, épaissi et rétréci, attestait que jamais le mari n'avait franchi le rétrécissement physiologique du conduit vulvo-vaginal.

Pareils faits sont loin d'être rares, et nous en citons plu-

---

(1) La douleur, contrairement à ce qui y a lieu dans l'élytrosténie spasmodique, n'était pas assez intense pour s'opposer aux rapprochements sexuels normalement répétés.

(2) Une excision de la moitié inférieure de l'hymen, laquelle était très granuleuse, et une petite incision sur deux autres points furent pratiquées ; et la malade guérit si bien qu'un an après elle devint mère.

sieurs dans le cours de cet ouvrage. Que se passe-t-il dans ces circonstances ?

Qu'on veuille bien se rappeler la description que nous avons donnée de la portion vulvaire du canal. (Ici surtout apparaît l'importance de la distinction capitale que nous avons établie entre les deux segments du conduit vulvo-vaginal). Qu'on se représente en même temps des tentatives réitérées de coït, portant toujours, selon la pittoresque expression du Dr Venette, sur *l'avenue du palais de l'amour* dont *la porte* reste fermée, on verra alors que l'hymen se trouve refoulé en arrière et un peu en haut, comme d'ailleurs toutes les parties qui constituent la vulve ; il en résulte la formation, aux dépens du segment vulvaire, d'une sorte d'infundibulum plus ou moins profond, capable de recevoir l'extrémité du pénis.

Le canal vulvaire est seul déformé. En effet, cet infundibulum est formé, d'après Tardieu, aux dépens de la fosse naviculaire et jamais aux dépens du périnée, ainsi que l'avait dit Toulmouche.

Sa longueur peut atteindre deux ou trois centimètres.

Martineau a même vu, chez une négresse, un infundibulum vulvaire de 6 centimètres.

Mais que l'on ne s'y méprenne point, ces particularités ne sauraient, dans aucun cas, infirmer la valeur que nous attachons à la difficulté des rapports sexuels, comme signe caractéristique de l'affection qui nous occupe ; elles démontrent seulement que la constatation de ce symptôme n'est pas toujours aisée, parce que l'on peut être trompé par la possibilité d'un simulacre de coït, qui n'est pas la copulation véritable. Cette cause d'erreur étant signalée, il suffira, pour l'éviter, de recourir, soit au toucher vaginal, soit à l'examen au spéculum. Nous reviendrons, à propos du diagnostic, sur ces deux moyens d'exploration, susceptibles de rendre de grands services, en faisant connaître certaines modalités du rétrécissement, que l'on mettra à profit pour le traitement.

Quoi qu'il en soit, selon la variété d'élytrosténie en présence de laquelle on se trouve, les rapports peuvent être impossibles (nous laissons de côté les cas où il y a un infundibulum développé à la place du segment vulvaire), incomplets et douloureux, faciles :

1° Nous ne nous arrêterons pas sur l'élytrosténie antérieure ou inférieure. C'est celle qu'on rencontre le plus communément. L'impossibilité du coït est constante dans ces cas. Notre observation est un bel exemple de cette variété.

2° Dans l'élytrosténie moyenne, il y a également obstacle au coït, quoique dans des proportions plus restreintes, mais suffisamment, néanmoins pour que les intéressés réclament les lumières de la science.

Décrire un cas d'élytrosténie moyenne, c'est les reproduire tous, au point de vue des symptômes, s'entend.

En voici un exemple :

Le Dr Schmith a traité une femme de 24 ans, mariée depuis dix mois. Le coït n'avait jamais pu être complet.

Les règles étaient venues normalement, mais depuis six mois environ elles manquaient (1), et, aux époques menstruelles, il y avait des douleurs vives dans le ventre et dans les reins.

Au toucher on constatait un cul-de-sac à environ un pouce de l'entrée du vagin, au-dessus le canal paraissait manquer; il n'y avait, entre la vessie et le rectum qu'une faible épaisseur de tissus; plus haut on sentait une masse occupant la

---

(1) Nouvel exemple d'aménorrhée succédant à une menstruation régulière.

position de l'utérus. On finit par découvrir un petit trajet fistuleux au fond du cul-de-sac et par y introduire une sonde (1).

Au lieu d'un pertuis on peut évidemment rencontrer un canal d'un calibre variable, mettant en communication la portion antérieure du vagin avec les parties profondes. Celles-ci peuvent avoir l'aspect que nous venons de décrire, ou être constituées par une véritable chambre. Dans ce dernier cas, si le point coarcté ne présente pas un degré de sténose considérable, il n'opposera au membre viril qu'un obstacle momentané, que celui-ci franchira bientôt, s'il insiste un peu.

Il est rationnel, au point de vue symptomatique, de rapprocher de l'élytrosténie moyenne le vaginisme supérieur.

3° Quand l'angustie siège en haut du vagin, elle passe inaperçue la plupart du temps. Ainsi Churchill parle d'une jeune dame qui, à la suite d'une ulcération du vagin, après une couche, eut un rétrécissement de la partie supérieure du canal situé à neuf pouces de la vulve; la cicatrice formait une cloison presque complète entre la vulve et le vagin. La malade avait régulièrement ses règles et sans aucune douleur.

Dans les cas d'élytrosténie supérieure, l'accouchement seul appelle d'ordinaire l'attention sur la mauvaise conformation du canal vulvo-vaginal, à moins qu'une cir-

---

(1) On fit la dilatation à l'aide de tiges de laminaire. Au bout d'un certain temps et après quelques accidents fébriles, il fut possible d'introduire un spéculum : l'utérus n'offrait pas apparence de col, les parois du nouveau vagin s'inséraient autour de l'orifice ; mais on put introduire une sonde à deux pouces de profondeur dans la cavité utérine. Cette femme a quitté l'hôpital après un séjour de neuf semaines. Les règles se sont rétablies, et la santé générale est devenue meilleure. (The Lancet, 28 décembre 1872.)

constance quelconque n'oblige le médecin à examiner la femme en dehors de l'état de gestation.

Dans tout ce qui précède, nous supposons, bien entendu, que le pénis n'est pas d'un volume anormal, car alors l'impuissance viendrait, non pas de la femme, mais de l'homme.

La stérilité a-t-elle la même signification dans les rétrécissements que dans l'atrésie des voies génitales ? Evidemment non, car l'orifice le plus étroit suffit, on le sait, au passage du sperme.

Aussi, tout en reconnaissant que la stérilité est plus commune lors d'élytrosténie qu'à l'état normal, nous dirons que la sténose la plus prononcée permet la conception.

Nous en rapporterons plusieurs exemples en traitant des conséquences de l'élytrosténie. Nous nous contenterons d'affirmer ici que la stérilité est un symptôme infidèle, susceptible d'induire en erreur le praticien, qui lui accorderait la moindre valeur.

Du moment que, dans l'élytrosténie la plus accentuée, ce signe peut faire défaut, son existence ne doit inspirer au médecin aucune présomption pour ou contre le rétrécissement. Si, en effet, on regardait la stérilité comme une conséquence nécessaire de la sténose du vagin, on ne se mettrait point en garde contre la possibilité de la conception, et l'on s'endormirait dans une tranquillité trompeuse. Il faut, au contraire, lorsqu'on a constaté une élytrosténie, songer à la grossesse, et se hâter d'instituer un traitement, pour que le vice de conformation du vagin ne devienne pas une cause de dystocie.

Qu'on ne l'oublie donc pas, la stérilité n'est pas plus un signe de rétrécissement, qu'elle n'en est la conséquence.

§ 2. — PARTICULARITÉS
RELATIVES A L'ÉLYTROSTÉNIE SPASMODIQUE.

Il est une classe de rétrécissements, dont les symptômes, tout en présentant avec ceux que nous venons de décrire la plus grande analogie, revêtent cependant un aspect particulier. Dans les deux catégories les rapports sexuels sont impossibles, en dehors des cas que nous avons spécifiés, mais l'élément douloureux est tellement prononcé dans les rétrécissements spasmodiques, que ce genre a une physionomie à part.

La douleur est constante, en général extrêmement intense, syncopale, à ce point que les femmes, qui se soumettent d'abord courageusement aux tentatives de rapprochement de leur mari, finissent par avoir pour le coït une horreur invincible, et par s'y refuser tout à fait.

Au moment de l'acte, dit le Dr Charrier, la femme est prise de douleurs si vives et de contractions spasmodiques si fortes, que l'orifice vulvaire devient infranchissable, tant est prononcé le rétrécissement qui se forme.

Elle pousse des cris, et sa figure exprime la plus horrible souffrance. Pour ces pauvres malades, l'idée seule d'un rapprochement est insupportable. Marion Sims la comparait, comme intensité, à la douleur que l'on ressent quand un instrument vient piquer la pulpe dentaire mise à nu, et, semblable au patient qui, ayant senti pénétrer la rugine dans la pulpe d'une dent cariée, redoute une exploration nouvelle, la malade atteinte de vaginisme, appréhende les rapports sexuels, dont la simple perspective est pour elle un supplice.

Le professeur Lorain rapporte l'observation d'une jeune

femme qui souffrait à ce point de l'approche de son mari, qu'un jour, à la campagne, dans une famille, elle ne put se contraindre et poussa des cris si forts que toute la maison fut sur pied ; les voisins étant accourus, on dit que c'était un accident. Souvent, on a vu de malheureuses femmes fuir avec horreur la couche conjugale pour éviter de pareilles tortures.

Ainsi la souffrance, et une souffrance spéciale, accompagne toujours le coït en cas d'élytrosténie spasmodique.

L'introduction du doigt, quand elle pourra se faire, sera extrêmement douloureuse, et, d'après le Dr Charrier, on éprouve une sensation de constriction et de resserrement analogue à celui de la fissure anale ; si l'on persiste dans son exploration, la résistance devient de plus en plus forte.

La douleur est angoissante et de longue durée, parce qu'il intervient dans sa production des éléments divers. C'est d'abord la fissure dont la présence seule suffirait à occasionner d'intolérables souffrances. C'est ensuite la contraction sphinctérienne contre laquelle il faut lutter, c'est, enfin, la tentative de dilatation agissant sur le muscle enflammé (Loi de Boyer), lequel se contracture d'autant plus qu'il est plus comprimé.

La douleur du vaginisme présente des lieux d'élection que Marion Sims et le Dr Bernardet (*Journal des Connaissances médicales et pharmaceutiques*, 1866) ont bien décrits.

La douleur est très grande au niveau et de chaque côté du méat urinaire, là précisément où l'hymen prend son origine. C'est à la fourchette qu'on rencontre le point le plus sensible. Toute la surface extérieure de l'hymen est hyperesthésiée, mais elle l'est davantage là où cette membrane se dédouble vers sa base.

Chose bizarre ! Si, après avoir fait passer un instrument,

par-exemple, une sonde, à travers l'orifice dont est percé
l'hymen, sans toucher la surface externe, l'on vient à presser ensuite de haut en bas et de dedans en dehors, vers sa
surface interne ou supérieure, on n'y découvre aucune sensibilité anormale.

Churchill et Debout ont avancé que l'état de vaginisme
ne pouvait résister sérieusement à la puissance copulatrice
d'un mari fort et vigoureux. C'est une erreur. Il est, en
effet, de connaissance vulgaire que plus l'effort est considérable, plus il y a de chance pour que le coït ne puisse
s'accomplir.

Quelquefois cependant, comme dans les autres variétés d'élytrosténie, un simulacre de coït a pu avoir lieu,
grâce à la patience du mari et au courage de la femme ; mais
nous dirons, avec le Dr Lutaud, qu'ordinairement les rapprochements sexuels ne sauraient être de longue durée. Si
la simple hyperesthésie vulvaire, consécutive aux premiers
rapports conjugaux, cède rapidement à la répétition fréquente de l'acte ; dans le vaginisme, au contraire, les efforts
les plus courageux et les plus modérés ne font qu'irriter
l'organe et augmenter la douleur.

Contrairement à ce qui existe pour les autres variétés de
rétrécissements, l'élytrosténie spasmodique, une fois constituée, peut ne pas être permanente.

Ainsi, l'examen de la malade, pratiqué à un moment
donné, fera constater l'existence d'une élytrosténie très
prononcée ; à un autre moment, le conduit vulvo-vaginal
présente une physionomie absolument normale. Un jour,
Lorain a été consulté par une jeune femme qui disait ne
pouvoir supporter les approches de son mari. Il l'examina
et trouva le vagin dilaté, sans traces de lésions inflammatoires ou autres. L'introduction du doigt n'était pas très
douloureuse, et il fut impossible de constater une con-

striction notable du sphincter. C'est là un cas de rétrécissement spasmodique intermittent. Il est probable que dans
ce fait l'élytrosténie ne se manifestait qu'au moment du
coït, alors que, sous l'influence du spasme vénérien, les
muscles du vagin se contractent. C'est probablement ainsi
que les choses se passaient chez la malade dont le Dr Révillout nous a transmis l'observation :

Cette femme se plaignait qu'à certains jours les rapports sexuels devenaient pénibles, le membre viril faisant
l'effet d'un corps trop volumineux, principalement à la
partie supérieure du vagin. Le Dr Révillout, examinant cette
personne, lui dit de serrer son doigt : il sentit alors très dis-
tinctement, à environ 5 centimètres de profondeur, un peu
au-dessous du col de l'utérus et des culs-de-sac vaginaux,
une double bride assez saillante se dessiner sur les côtés,
en même temps que la partie inférieure du vagin se resser-
rait un peu. Cette double bride était évidemment due à la
contraction de faisceaux musculaires soumis à la volonté,
car elle disparaissait et se reproduisait selon le désir de la
malade.

Il est à présumer que les douleurs pendant le coït se ratta-
chaient à une contracture par action réflexe de ces mêmes
faisceaux. Cela est d'autant plus supposable qu'il s'agissait
d'une femme hystérique, présentant des points variés de
névralgie et notamment de rachialgie, surtout à la région
sacrée, et de la névralgie lombo-abdominale.

On peut se demander si, dans les rétrécissements spasmodiques du conduit vulvo-vaginal, il y a, comme dans les
autres variétés d'élytrosténie, des troubles de la menstruation. Presque tous les auteurs ont gardé le silence sur ce
point; Lorain dit seulement que dans ces conditions les
règles se passent comme à l'ordinaire, et de fait cela paraît

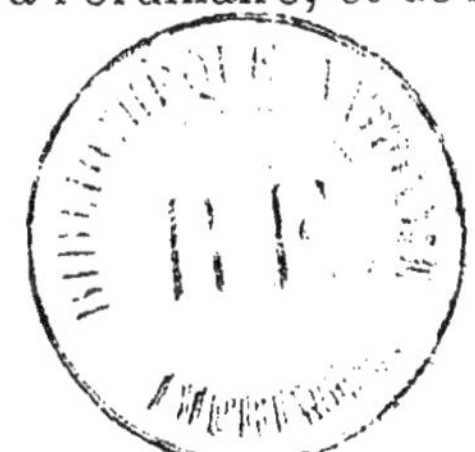

rationnel. Cependant, on ne devrait point se trouver surpris si l'on rencontrait de la dysménorrhée. Dans les divers
cas de sténose spasmodique que nous avons observés,
nous n'avons jamais remarqué que les menstrues fussent
irrégulières.

Pour résumer ce chapitre relatif à la symptomatologie des
rétrécissements, nous dirons que ceux-ci manifestent leur
existence assez ordinairement par des troubles menstruels,
et presque toujours par l'impossibilité ou tout au moins la
difficulté des rapprochements sexuels.

CHAPITRE V.

DIAGNOSTIC.

Il faut le plus souvent une raison majeure, pour que la femme atteinte d'élytrosténie se décide à confier sa situation au médecin. Ce sont ou les prières du mari, ou plus rarement les menaces qu'il fait d'aller demander à d'autres la satisfaction de désirs, que sa femme, impuissante, ne peut combler, comme le professeur Lorain en a cité un exemple. Il peut aussi arriver que la femme, rebelle à la voix de sa conscience, lui criant de remplir ses devoirs d'épouse, prête l'oreille au sentiment de la maternité, qui se réveille tout à coup en elle : cela se voit dans l'observation du Dr Gream et dans la nôtre.

Enfin, la consultation est décidée. Ordinairement, l'interrogatoire de la femme et surtout celui du mari mettront le médecin sur la voie du diagnostic. Il apprendra ainsi que, depuis un certain temps, les rapports sexuels sont devenus difficiles, voire même impossibles, ou bien qu'ils l'ont toujours été depuis le mariage. Puis il recherchera si la malade présente des troubles menstruels. Par cela seul, qu'elle accusera la présence des règles, qu'il y ait ou non dysménorrhée, on pourra affirmer qu'il n'y a pas oblitération, mais seulement rétrécissement du conduit vulvo-vaginal. Cette donnée est capitale au point de vue du pronostic et du traitement; car, disons-le dès maintenant, on peut avancer, sans être taxé d'exagération, que le canal rétréci qui permet sans trop de difficulté l'écoulement du sang menstruel, peut acquérir, par un traitement approprié, un calibre suffisant pour le libre exercice des rapprochements sexuels. Les douleurs plus ou moins vives éprouvées par la malade au moment de ses époques, donneront déjà une notion généralement juste du degré de coarctation du point rétréci. Cependant, qu'on ne l'oublie pas, l'élytrosténie la plus prononcée peut ne manifester son existence par aucun trouble de la fonction dont nous parlons, tandis qu'une angustie moins accentuée donnera lieu à la dysménorrhée. Il est inutile de faire remarquer que ces variations dans l'état des règles doivent être accompagnées de difficultés dans le coït pour avoir quelque valeur.

En présence des résultats si divers fournis par la menstruation en cas d'élytrosténie, on est forcé de conclure que les troubles de cette fonction ne constituent pour le diagnostic qu'un symptôme de minime importance, comparativement aux modifications subies par les rapports conjugaux.

Le coït, avons-nous dit, est empêché dans la grande majorité des cas. Or, quand des époux viennent avouer au médecin qu'ils sont incapables de consommer l'acte conjugal, il n'y a que deux cas possibles : ou l'impuissance vient du mari, ou elle vient de la femme; mais l'esprit ne flottera pas longtemps dans le doute, car les intéressés, agissant ici avec la plus grande franchise, renseigneront d'eux-mêmes le médecin sur la façon dont s'accomplit l'acte sexuel. On verra alors facilement de qui vient l'impuissance. Si, par hasard, cela était nécessaire, le médecin, pour soustraire la femme à l'ennui d'un examen, examinerait le mari, afin de voir si aucun vice de conformation ne le rend impuissant. La pudeur qui doit être en la femme, disait Vincent Tagereau, prescrit à l'homme de l'art de s'assurer de la bonne conformation du mari, avant de procéder à la visite de la femme. Cette marche, évidemment, ne serait suivie que si quelque motif permettait de supposer que l'impossibilité ou la difficulté des rapports dût être imputée au mari. Sinon, l'examen de la femme s'imposerait de prime abord.

La vue et le toucher doivent, dans le cas présent, se prêter un mutuel appui. Ces deux modes d'exploration doivent nécessairement être combinés, pour donner au diagnostic toute la précision désirable. Ainsi, ce serait une faute très grande que de se contenter d'examiner la femme sous ses vêtements. En effet, ne savons-nous pas qu'il n'est pas rare de voir des maris pratiquer le coït uréthral ou anal, par ignorance, lorsque le canal vulvo-vaginal, rétréci et inextensible, ne leur permet pas de suivre la voie ordinaire? Il est évident que si, dans ces conditions, le médecin touchait la femme par-dessous ses habits, il commettrait presque inévitablement une erreur grossière.

D'ailleurs, il faut le reconnaître, la plupart du temps, pour ne pas dire toujours, la femme affectée d'élystroténie, met bien au-dessus d'un mouvement de pudeur exagérée la disparition du mal, dont elle vient demander la guérison, et ne fait aucune difficulté pour se soumettre à l'examen que le médecin juge indispensable.

Signalons encore un inconvénient du toucher vaginal pratiqué sous les vêtements. Comme le vagin rétréci n'a pas d'ordinaire une capacité suffisante pour admettre l'introduction du doigt, comme, d'un autre côté, les orifices uréthral et anal ne peuvent, à l'état normal, recevoir facilement l'indicateur, il en résulte que le médecin se trouve arrêté par

une barrière fermée de toutes parts ; il est obligé de tâton-
ner pour se rendre un compte exact des parties qu'il touche,
chose aussi désagréable pour la malade que pour l'homme
de l'art.

Il faut donc, pour que cet examen se fasse dans les meilleures conditions, que la femme soit commodément instal-
lée sur un fauteuil spéculum, ou sur un siège élevé. Dans ce
dernier cas, les jambes devront être maintenues écartées
par des aides, car la patiente ne doit faire aucun effort. Il
est indispensable que le médecin la rassure, et lui pro-
mette qu'il ne lui sera fait aucun mal; en effet, soupçonnant le genre d'examen auquel elle va être soumise, celle-ci
appréhende vivement l'exploration médicale, dans la crainte
où elle est, de voir se renouveler les douleurs occasionnées
par les tentatives de son mari. Cette recommandation est
surtout nécessaire en cas de rétrécissement spasmodique,
où la souffrance est parfois portée à un tel paroxysme, que
la simple perspective de subir le plus léger attouchement,
plonge les malades dans un état de surexcitation, toujours
préjudiciable à l'examen.

Le médecin écarte alors très doucement les grandes
lèvres, avec les auriculaires de chaque main. De cette façon,
il découvre la paroi postérieure du segment vulvaire et voit
si sa configuration est normale. Il appuie ensuite la pulpe
des deux médius sur les petites lèvres, afin de mieux les
attirer en dehors : l'orifice vaginal, normal ou rétréci, sera
de cette façon visible. L'index, resté libre, explorera l'entrée du vagin, et, si rien ne s'y oppose, il pénétrera dans
le canal jusqu'à ce qu'il rencontre quelque chose d'anormal.

Ces préliminaires, sur lesquels nous nous étendons un
peu longuement, ne constituent pas des détails oiseux. En
effet, ils permettent d'élucider plusieurs points. Ils indi-

quent : 1° si le rétrécissement siège sur le segment vulvaire ou sur le segment vaginal ; 2° si l'on a affaire à une élytrosténie spasmodique, car alors le contact de la main provoquerait une douleur intense qui obligerait de cesser l'examen ; 3° le degré de sténose ; 4° la configuration du rétrécissement et, partant, sa cause. Pour éclaircir ce dernier point, on s'aidera de la connaissance des antécédents de la malade, fournis par son interrogatoire.

Nous avons dit que le doigt indicateur devait parcourir toute l'étendue du vagin ; mais il peut arriver que par suite de l'étroitesse du conduit, cette exploration ne soit pas possible : on aura alors recours à des bougies en gomme élastique.

Le procédé de cathétérisme, qui sert au diagnostic des rétrécissements de l'œsophage peut, dans le cas présent, rendre de réels services : nous voulons parler des bougies terminées par une tête en forme d'olive ; on prendrait une bougie munie d'une olive proportionnée au degré supposé du rétrécissement. Par ce moyen, on appréciera facilement la longueur de la partie rétrécie, par la sensation de ressaut qu'on éprouvera, en faisant parcourir à la bougie la lumière du vagin. En même temps, on se rendra compte des sinuosités, des brides, des tumeurs qui en diminuent le calibre. On peut, dit Churchill, rencontrer dans le canal des noyaux durs, des cicatrices de formes irrégulières, des brides cicatricielles circulaires ou en spirale, qui rétrécissent le canal au point de le rendre irrégulier et tortueux et quelquefois même le ferment presque entièrement.

Dans d'autres cas, des adhérences peuvent être établies d'une paroi à l'autre du vagin, de manière à le diviser en deux chambres, qui tantôt laissent un espace considérable au-dessus du point d'adhérence, tantôt ne présentent qu'une petite perforation à travers laquelle s'écoulent les règles.

La bougie à tête olivaire indiquera ces diverses particularités, dont la connaissance importe au plus haut point pour le pronostic et le traitement.

Après tout ce que nous avons dit concernant les symptômes de l'élytrosténie, il nous semble qu'on ne la confondra avec aucune autre affection intéressant le conduit vulvo-vaginal.

Ce chapitre ne serait pas complet, si nous ne faisions ici une importante remarque.

De ce qu'un accouchement a eu lieu antérieurement, il n'en faut pas conclure à la non-existence d'une élytrosténie. Et même, cela peut être une raison pour craindre qu'il n'y en ait une, surtout si la parturition a été laborieuse. Ainsi, de La Motte nous a transmis l'histoire d'un chirurgien, consulté par une dame, à l'effet de savoir si elle pouvait se remarier. Il se contenta de lui demander si elle avait eu des enfants ; sur sa réponse affirmative, il la déclara apte au mariage. Or, cette dame ne put jamais remplir ses devoirs d'épouse. Elle devint cependant enceinte, et de La Motte, appelé pour faire l'accouchement, reconnut l'existence d'un rétrécissement très prononcé du vagin. Il est évident que ce chirurgien a commis une faute très lourde, en n'examinant pas sa cliente avant de répondre à sa question.

Ce fait, d'ailleurs, n'est pas unique, et, plus d'une fois, il est arrivé au médecin de ne pouvoir pratiquer le toucher vaginal chez une femme qui, ayant eu un ou plusieurs enfants, avait une élytrosténie consécutive au dernier accouchement et dont elle ignorait l'existence. Nous avons rencontré un cas de ce genre.

En voici le résumé :

Il s'agissait d'une dame veuve depuis plusieurs années. Elle vint nous consulter pour des métrorrhagies qui l'épui-

saient beaucoup. Nous ne pûmes réussir à pratiquer chez
elle le toucher utérin, à cause de la présence d'un rétrécissement très prononcé du vagin, non soupçonné jusque-là.
Le calibre de la portion perméable du conduit était à peine
suffisant pour admettre une sonde de grosseur ordinaire.
Elle avait eu un enfant, huit ans auparavant. *La parturition n'avait été ni longue, ni difficile.* Une seule particularité l'avait frappée à cette époque : elle eut pendant deux
mois après ses couches, des pertes blanches d'une abondance et d'une fétidité vraiment extraordinaires.

Une observation du Dr Spire, rapportée dans les *Archives
de tocologie* (1877), est également intéressante au point de
vue qui nous occupe.

Il fut mandé auprès d'une femme Scheffer, le 28 janvier
1876. Elle était en travail depuis six heures du soir. C'était
une campagnarde très robuste, qui était déjà accouchée
une première fois en 1872. Le travail avait duré quarante-
huit heures, et elle garda le lit pendant quinze jours. Depuis
ce moment, l'écoulement menstruel a été peu abondant et
elle avait souvent de la leucorrhée. Avant ses premières
couches, elle était très bien réglée. La sage-femme raconte qu'il y a quinze jours, en voulant pratiquer le toucher, son doigt se trouva arrêté à la vulve. Le Dr Spire constata, en effet, que les petites lèvres étaient réunies par une
membrane épaisse, à la surface de laquelle on ne décou-
vrait que l'orifice de l'urèthre et un pertuis situé à environ
2 centimètres au-dessus de la fourchette. Ce pertuis se dilata un peu et l'on put y introduire une pince à polypes
qui permit d'inciser la membrane à droite et à gauche. Peu
après, l'accouchement eut lieu (1).

---

(1) Nous reviendrons sur cette observation au chapitre du traitement.

Nous nous bornons à citer ces quelques exemples : ils nous montrent que le diagnostic peut ne pas être établi, par suite de l'absence de symptômes, capables d'indiquer l'existence d'une élytrosténie. Ils font ressortir également l'importance, tant de fois signalée, de cette règle de pratique dont on ne devrait point se départir : *il faut, quand cela est possible, examiner plusieurs fois la femme enceinte, avant l'époque présumée de son accouchement.* Cette manière de procéder permettrait d'intervenir dans le sens le plus favorable aux intérêts de la mère et à ceux de l'enfant, au cas où l'on aurait constaté un rétrécissement.

CHAPITRE VI

CONSÉQUENCES ET PRONOSTIC.

ARTICLE PREMIER

CONSÉQUENCES EN DEHORS DE L'ÉTAT DE GESTATION.

A. — A plusieurs reprises, dans le cours de ce travail, nous avons dit que, malgré l'impossibilité d'une vraie copulation, un simulacre de coït pouvait néanmoins avoir lieu, grâce aux tentatives réitirées du mari. Dans ce cas, on le sait, il se produit un infundibulum vulvaire ; mais les choses ne se passent pas toujours aussi bien. En effet, si, en présence d'une élytrosténie très prononcée, un mari ne sait garder aucun ménagement dans ses tentatives pour accomplir l'acte sexuel, non seulement il occasionne à la femme des douleurs très vives, mais encore il peut faire naître des complications dont les suites seront quelquefois redoutables. Ainsi, Diemerbroeck rapporte l'observation d'une déchirure du vagin, amenée directement par la présence de la verge, laquelle détermina une hémorrhagie mortelle. Dugès cite un exemple analogue de dilacération, provenant de la brutalité d'un époux robuste et disproportionné, dans une première copulation. Plazzoni a vu une semblable lésion due à la même cause.

La littérature médicale contient un certain nombre d'observations semblables. Ainsi, dans la « *Bibliotheca de Vigiliis* » seule, il y en a plusieurs.

Nous passons sous silence toutes les affections inflammatoires, dont le coït, pratiqué dans ces conditions, peut devenir la source.

B. — Les tentatives modérées de rapprochements sexuels peuvent à la longue amener la dilatation du... conduit excréteur de l'urine. Bien des fois on a noté ce résultat possible des rapports conjugaux, lors d'élytrosténie prononcée. Fletcher, Churchill, Beck, Davis, Oldham, Routh, Uterhart, Spencer Wells, etc., en ont cité des exemples.

Dans ces cas, où l'urèthre était suffisamment dilaté pour tenir lieu d'organe de la copulation, l'incontinence d'urine n'était pas la conséquence nécessaire de ce coït contre nature.

Cette particularité s'explique, si l'on tient compte de la longueur de la portion de canal dilatée : en effet, tant que le col vésical est intact, il n'y a pas d'incontinence.

C. — A un autre point de vue, l'élytrosténie peut amener des conséquences fâcheuses. Habituellement dans le coït uréthral, l'ignorance seule fait servir à la copulation un organe que la nature avait destiné à d'autres fonctions ; il n'en est plus de même dans le coït anal ; dès lors, la morale se trouve gravement offensée. Ce genre de coït, en effet, dans la très grande majorité des cas, est substitué volontairement au coït vaginal : trouvant à ce dernier un obstacle plus ou moins notable, tandis que le premier est relativement facile, le mari préfère le coït anal.

Précédemment, nous avons cité le fait d'une rachitique, chez qui la trop grande hauteur de la symphyse pubienne s'opposait au coït vaginal : elle le remplaçait par le coït anal.

Martineau a également rapporté l'observation d'une jeune fille de 15 ans, présentant une adhérence des nymphes, par suite d'une opération subie vers l'âge d'un an, ou par suite d'une malformation congénitale. Cette adhérence complète en bas et en haut, où elle recouvre complètement le clitoris, est incomplète sur la ligne médiane ; il en résulte un orifice large de deux centimètres environ, correspondant à l'entrée du vagin ; le doigt peut le franchir et fait reconnaître la présence de l'utérus. Le *speculum* ordinaire ne peut pénétrer ; il faut se servir d'un spéculum *ani*, qui permet de reconnaître le col utérin parfaitement normal. A cause de cette infirmité, qui rend le coït vaginal douloureux, cette jeune personne subit le coït anal.

Dans ce cas, où l'élytrosténie n'était cependant pas suffisante, pour empêcher la copulation normale, le coït anal était pratiqué ; à plus forte raison le sera-t-il lorsqu'un obstacle infranchissable siégera sur le vagin.

D. — En étudiant les symptômes, nous avons vu que la stérilité pouvait être le résultat d'un rétrécissement notable du conduit vulvo-vaginal ; mais nous avons eu soin de prévenir qu'il ne fallait accorder à ce signe qu'une valeur très restreinte, pour ne pas dire nulle. En effet, la conception peut avoir lieu, malgré l'élytrosténie la plus prononcée. N'est-il pas d'observation vulgaire, que le sperme ne doit pas nécessairement être déposé à proximité du col utérin, pour que la conception survienne? Ne sait-on pas qu'il suffit que le principe mâle se trouve en contact avec une partie quelconque, aussi peu étendue qu'on peut l'imaginer, de la muqueuse vulvo-vaginale, pour que les spermatozoïdes soient portés jusqu'à la partie des voies génitales où la fécondation doit avoir lieu? Que la moindre voie leur soit ouverte, et les animalcules fécondants, au contact du mucus alcalin dont le vagin est recouvert, au moment du coït plus qu'à tout autre instant, éprouveront un surcroît d'activité, qui leur imprimera un mouvement de propulsion rapide. Et de fait, les angusties les plus considérables, voire même de simples pertuis, ont permis la conception.

Tous les médecins connaissent l'observation de Rossi qui, appelé auprès d'une femme en travail, constata l'absence complète des organes génitaux externes. Il était, cela se conçoit, très embarrassé pour expliquer la fécondation, quand, après avoir interrogé le mari, il découvrit, près du sphincter externe de l'anus et à la partie interne, une petite ouverture qui pouvait à peine recevoir l'extrémité d'un stylet très fin. Ce pertuis avait suffi au passage des spermatozoïdes.

Au rapport de Baudeloque, une demoiselle, ayant permis à son amant certaines faveurs..., devint enceinte à sa grande stupéfaction. Arrivée à l'époque de l'accouchement, elle ne put être délivrée que grâce à l'incision d'une membrane épaisse qui fermait l'entrée du vagin et le rétrécissait à un tel point, qu'un étroit pertuis restait seul, où la tête d'une épingle pénétrait avec difficulté.

L'histoire nous apprend que Cornélie, mère des Gracques, conserva jusqu'au moment de l'accouchement un hymen très résistant, et percé d'un orifice central extrêmement petit. (Pline, Guillemeau, Venette.)

Tücker, Nysten, Merriman, Davis et Crosse ont publié des observations, dans lesquelles l'orifice vaginal aurait à peine admis un pois et cependant la conception eut lieu.

Churchill dit avoir donné des soins à une dame pendant son accouchement. L'hymen était entier et parfaitement distinct, l'orifice vaginal était si petit que le doigt ne pouvait atteindre la partie fœtale qui se présentait. Le rétrécissement était donc trop prononcé pour que l'intromission eût pu avoir lieu.

Nous pourrions multiplier ces faits, car il n'est point d'auteur qui n'en ait relaté; mais nous pensons que les précédents suffisent pour prouver la possibilité de la conception lors d'élytrosténie aussi accentuée qu'on la suppose. D'ailleurs, tous les cas de dystocie que nous rapportons plus loin n'en sont-ils pas de nouveaux et probants exemples ?

Puisqu'un hymen rétréci, un vagin rétréci, ne s'opposent pas au passage du liquide fécondant, *a fortiori*, un hymen normal (rétrécissement physiologique du conduit vulvo-vaginal) ne s'y opposera-t-il pas? En effet, tous les médecins ont constaté ce fait, et il n'est point d'année, où les journaux de médecine ne contiennent une ou plusieurs observations de femmes ayant conçu, malgré une intégrité absolue de la membrane virginale.

Les détails qui précèdent, ceci soit dit en passant, montrent que l'ébauche de copulation, appelée le coït vulvaire, amène souvent le même résultat que la copulation réelle. L'expérience de tous les jours établit clairement, combien est erronée l'opinion des hommes qui espèrent frustrer la nature de ses droits, en faisant en sorte que le sperme soit déposé le plus loin possible du col de la matrice. Ils s'exposent ainsi aux conséquences de l'acte sexuel, sans retirer de celui-ci tout le bénéfice qu'ils sont en droit d'en attendre. Mais n'insistons pas sur cette question, dont la discussion exigerait de longs développements.

ARTICLE II.

EN CAS DE GROSSESSE.

Qu'arrive-t-il, lorsqu'une femme atteinte d'élytrosténie devient enceinte ? Deux choses sont possibles : ou la femme accouche normalement ou elle est exposée à des dangers multiples. Examinons chacune de ces éventualités.

§ 1ᵉʳ. — PARTURITION NORMALE.

Le travail dont les organes génitaux sont le siège pendant la grossesse, exerce dans certaines circonstances une influence favorable sur les rétrécissements, au point de permettre l'accouchement normal, dans des cas où l'on supposait que l'intervention de l'homme de l'art pouvait seule mener les choses à bien. Ce changement dans le calibre du vagin peut être à peu près subit, ou au contraire exiger un certain temps pour arriver à son maximum, c'est-à-dire pour laisser passer le fœtus. Dans les cas où la dilatation du vagin marche de pair avec celle du col utérin, au moment où la période d'expulsion commence, ou la capacité du vagin rétréci ne présente aucune différence notable avec la capacité d'un vagin normal, ou bien l'ampliation de la matrice causée par le développement du fœtus, détermine en même temps celle du vagin (ces deux effets, d'après Antoine, sont produits par la même cause : une plus grande affluence du sang); ou enfin la pression de la tête fœtale agit mécaniquement sur la coarctation et suffit pour la faire disparaître.

Voici quelques faits à l'appui de ce que nous avançons :

De La Toison (1748) a vu une dame de Brest dont le

vagin était si étroit qu'on pouvait à peine y faire passer un tuyau de plume. Elle était cependant devenue grosse, et, après trois heures de douleurs, avait donné le jour à un enfant fort et puissant. La dilatation ne s'est faite qu'au moment des fortes douleurs, « il a même fallu, dit De La Toison, forcer les voies par le moyen du doigt ». Plenk raconte qu'appelé auprès d'une femme en travail, il trouva le vagin tellement rétréci que le plus petit doigt ne pouvait être introduit, et que, depuis trois ans de ménage, son mari n'avait pu consommer le coït selon l'usage ordinaire. Cependant, au bout de dix-huit heures, la dilatation du canal était suffisante, et l'expulsion du fœtus s'opéra, sans causer de déchirure du vagin ou des parties génitales externes.

Paul Portal raconte qu'une jeune fille, à la vulve de laquelle il n'y avait qu'une petite ouverture pour l'écoulement des urines, et dont les règles avaient lieu par l'anus, devint enceinte. L'orifice s'agrandit assez pendant les derniers temps de la grossesse, et surtout pendant le travail, pour que l'accouchement se terminât seul.

Duparcque (*Traité des ruptures utérines*, page 317) cite l'observation d'une dame qui avait une élytrosténie, dans une étendue de 3 centimètres, à la partie inférieure du vagin. Le travail de l'accouchement commença. La tête, engagée dans le détroit supérieur, vint presser contre ce rétrécissement qui diminua peu à peu d'étendue, et finit bientôt par ne plus présenter que l'aspect d'un diaphragme circulaire très mince, avec orifice central analogue à un hymen.

Au rapport de Churchill, Kennedy a vu une jeune femme qui en était à son premier accouchement. Le vagin présentait une sténose congénitale très prononcée, à une distance de l'orifice d'à peu près 3 centimètres. Le coït avait été chez elle très douloureux, on avait même été obligé d'avoir recours à des éponges préparées. La première période du travail dura quarante-huit heures. Au début, c'était avec beaucoup de difficulté que l'on introduisait le doigt; mais peu à peu le vagin se dilata, et, quand on administra l'ergot de seigle, l'enfant fut expulsé sans trop de peine.

Chez une jeune fille de 16 ans, admise à la clinique de Dubois, il y avait un diaphragme membraneux percé à son centre d'un orifice. Dubois ne voulut faire aucune opération. Il attendit les événements, prêt à agir, si quelque indication se présentait : la nature a mené les choses à bien.

La présence d'adhérences cicatricielles, très solides et très résistantes, peut ne pas être un obstacle à la terminaison naturelle de la parturition. Ainsi Devisac a vu une angustie tellement considérable qu'une sonde de femme n'y pouvait passer. Elle était occasionnée par un accouchement long et laborieux. Une grossesse survint, les adhérences se rompirent, et l'accouchement ne présenta aucune particularité digne d'être rapportée. D'après le Dr Teinturier, Pelikan a rencontré, chez les Skoptzy, des femmes dont la vulve avait été excessivement rétrécie par la cicatrisation consécutive à une cinquième mutilation (1), et qui étaient heureusement accouchées sans de bien grandes difficultés.

Il va sans dire que nous passons sous silence bien des cas où l'accouchement s'est terminé naturellement, malgré la présence d'une élytrosténie très prononcée.

Enfin, nous ferons observer que, malgré la transformation en rétrécissement morbide, de l'étroitesse physiologique du conduit vulvo-vaginal, la marche de la parturition peut être normale.

Aux exemples que nous avons déjà incidemment rapportés, nous ajouterons ceux-ci. Kiwisch a cité le fait d'un hy-

---

(1) Voir la note de la page 55.

men entier extrêmement épais et résistant, dont l'ouverture centrale pouvait à peine recevoir la tête d'une épingle : celle-ci n'est devenue visible que par la tension imprimée par la tête à la membrane. Cet hymen se divisa spontanément et en travers ; l'expulsion du fœtus eut lieu aussitôt après.

Chailly a vu un hymen très developpé permettre le passage d'un fœtus, et se refermer après l'accouchement, en ne laissant qu'une simple fente.

On peut assimiler à un hymen résistant et rétréci, les cas de cloisons placées transversalement sur un point du canal vulvo-vaginal, plus ou moins rapproché de la vulve, et présentant à leur centre un orifice de dimensions variables. Telle est l'observation suivante due à Cazaux :

Chez une femme arrivée aux derniers mois de la grossesse, le doigt introduit dans le vagin était arrêté, à quelques centimètres de profondeur, par une cloison parfaitement lisse, vers le tiers supérieur et droit de laquelle on distinguait au speculum un petit pertuis. Un stylet passant par cette ouverture arrivait dans une espèce de chambre postérieure constituant la partie supérieure du vagin. L'accouchement fut très naturel ; le diaphragme avait été déchiré en trois lambeaux distincts.

Dans ces différents cas, l'élytrosténie du vagin n'a été modifiée qu'au moment de l'accouchement ; mais elle peut l'être longtemps avant la fin de la grossesse, à une époque plus ou moins rapprochée de son début.

M. Antoine a soigné une jeune fille, mariée à l'âge de 16 ans, qui avait le vagin si étroit, qu'à peine pouvait-on y faire entrer une plume à écrire ; elle éprouvait dans la matrice une tension douloureuse très forte à chaque époque menstruelle, et les règles ne coulaient pas facilement, de sorte que l'on croyait l'extrémité supérieure du canal encore plus resserrée que l'inférieure. Le mari avait employé tous ses talents, selon l'expression du narrateur, et les gens de l'art consultés avaient déclaré la copulation impraticable. Cependant, après onze années de mariage, cette femme se trouva grosse, sans que toutefois le vagin fût devenu plus large. On désespérait de la possibilité de l'accoucher, mais vers le cinquième mois de la grossesse le vagin commença à se dilater, et sur la fin il avait acquis les dimensions convenables pour permettre la sortie de l'enfant (*Mémoires de l'Académie des Sciences*, 1712).

Moreau a observé une jeune femme enceinte de quatre à cinq mois, chez laquelle le vagin ne pouvait admettre le tuyau d'une plume à écrire. Cette disposition, qui donnait beaucoup d'inquiétude, céda aux progrès naturels de la grossesse.

Un a même vu cette dilatation débuter avec la grossesse. Scanzoni (1851) a été consulté par une femme d'une trentaine d'années, qui, quoique mariée depuis huit ans, avait jusqu'alors été stérile. A l'exploration, il rencontra une telle élytrosténie que le seul passage du petit doigt présentait des difficultés. Naturellement le mari n'avait jamais pu voir sa femme. Trois mois après elle était enceinte, et le conduit était assez dilaté pour laisser l'index arriver jusqu'au museau de tanche. La marche de la grossesse fut régulière et l'accouchement normal, malgré l'étroitesse considérable du vagin. Ses dimensions augmentèrent assez, par le passage de l'enfant, pour permettre dans la suite un coït régulier. Peu après une seconde conception eut lieu.

La dernière partie de l'observation précédente nous amène à dire un mot de l'influence de la parturition ellemême sur l'élytrosténie, et à rechercher si elle modifie favorablement la coarctation du vagin ou si au contraire celle-ci redevient ce qu'elle était.

Voici les résultats que nous croyons pouvoir tirer des observations que nous avons compulsées à ce point de vue :

a. L'élytrosténie congénitale est susceptible de guérison par le fait seul de l'accouchement.

b. L'élytrosténie acquise, et en particulier l'élytrosténie cicatricielle, ne retire quelque bénéfice de la parturition, qu'autant que le calibre du canal est maintenu dilaté avec soin pendant un temps suffisant.

§ 2. Dystocie.

Si les choses se passaient toujours d'une façon aussi bénigne, l'éventualité d'une grossesse, en cas d'élytrosténie, ne devrait point préoccuper l'accoucheur ; mais nous allons voir que ces cas heureux ne doivent pas empêcher de considérer le rétrécissement du conduit vulvo-vaginal comme un cas de dystocie des plus sérieux.

Parmi les conséquences fâcheuses résultant de l'existence d'un rétrécissement du vagin, chez une femme enceinte, nous rangeons d'abord les opérations plus ou moins graves, que l'accoucheur est obligé de pratiquer, depuis la simple application du forceps jusqu'à l'embryotomie (1). Ces opé-

---

(1) On a même fait l'opération césarienne. Nous pensons qu'il est intéressant de rapporter, dans son entier, une observation de ce genre. Elles sont heureusement très rares.

A la suite d'une parturition des plus laborieuses qui avait eu lieu en 1873, il était survenu à l'accouchée, alors âgée de 38 ans, ce que l'on croyait être une fistule vésico-vaginale, laquelle permettait au doigt de pénétrer directement dans la vessie à travers une ouverture située derrière le pubis. Il ne fut pas possible de remédier à cette lésion, et au bout de six mois environ, le vagin était tellement rétréci qu'il ne pouvait pas admettre le petit doigt. Les règles ne se montraient plus ; mais un an après, la femme commença à ressentir

rations, déjà dangereuses par elles mêmes, le deviennent encore davantage, par suite des conditions défavorables dans lesquelles elles sont exécutées. Nous verrons à propos du traitement, quelles sont ces opérations, quand elles doivent être entreprises et quel résultat on peut en retirer.

Nous ferons remarquer que l'intervention de l'homme de l'art, lorsqu'elle est fondée sur des motifs sérieux et commandée par les circonstances, est, en général, de beaucoup préférable aux seuls efforts de la nature. Le danger est

---

des douleurs qui revenaient périodiquement tous les mois. Malgré ces conditions si défavorables, elle redevint enceinte pour la deuxième fois, en 1876. Les premières douleurs commencèrent le 2 octobre, mais restèrent assez légères pour qu'elle ne réclamât de l'aide que le 5. La personne qui la vit ne s'aperçut pas de son infirmité, et ne put atteindre aucune partie du fœtus, ce qui lui fit croire qu'elle n'était pas tout à fait à terme. Très probablement l'examen a dû être pratiqué par le rectum qui était fortement tiré en avant, vers le pubis, par des adhérences. Le 7 et 8 octobre, frissons et fièvre. Elle entre à Guy's Hospital. On constata, alors, que la vulve aboutissait à une dépression en forme d'entonnoir, à parois d'une dureté extrême, d'où s'échappait une petite quantité de liquide extraordinairement fétide. Un cathéter n° 7 ne pouvait pas franchir le rétrécissement.

Si la malade avait été plus tôt soumise à l'observation on aurait pu agiter la question de savoir, si à l'aide d'une incision et de la dilatation il n'aurait pas été possible d'ouvrir un passage, par la vulve, à l'enfant; quoique ceci n'eût pu être fait, qu'en sectionnant largement la vessie et le rectum, et en exposant la femme à un très grand risque de septicémie; mais comme le temps pressait, on résolut de pratiquer l'opération césarienne comme étant la seule chance de salut. Elle ne réussit pas : malgré toutes les tentatives, il fut impossible de faire contracter l'utérus et la femme succomba à l'hémorrhagie, au moment où on appliquait la dernière suture sur l'utérus. L'enfant était mort et on avait pu constater qu'aucune de ses parties n'était descendue dans le col, bien que celui-ci fût assez dilaté pour admettre deux doigts. (In Revue des Sciences méd., 1877; et Transact. of the obstetr. Soc. of. London, 1877.)

donc moindre, toutes choses égales d'ailleurs, dans le premier cas que dans le second : cette assertion est vraie, malgré les exemples, cités plus haut, d'accouchements terminés naturellement, en dépit d'une élytrosténie considérable; ce sont des exceptions qu'on souhaiterait de rencontrer plus fréquemment.

A côté des complications opératoires, auxquelles peuvent donner lieu les rétrécissements, il faut ranger les accidents que l'on peut appeler *naturels*. Ces accidents sont immédiats ou consécutifs. Les principales conséquences immédiates de l'élytrosténie sont :

A. *La rupture du plancher périnéal.* — Nous disons « plancher périnéal », afin de donner à entendre que la solution de continuité doit avoir une certaine étendue. Nous ne faisons donc pas rentrer dans cette catégorie la déchirure de la commissure postérieure de la vulve, presque constante chez les primipares, étant donné le rétrécissement physiologique, lequel est à ce moment plus accusé qu'à un âge plus avancé. La longueur de la rupture périnéale est extrêmement variable. On observe tous les intermédiaires entre une simple déchirure de la fourchette et le vaste traumatisme qui confond en un cloaque le vagin et le rectum. L'étendue de la lésion dépend : 1° de la nature de l'élytrosténie (les rétrécissements cicatriciels sont moins extensibles que les congénitaux et, par conséquent, plus exposés à se rompre); 2° du degré de sténose du point coarcté : plus, en effet, une angustie sera prononcée, plus les désordres qu'elle est susceptible d'occasionner seront sérieux; 3° de l'âge du produit de la conception, au moment où il est expulsé; 4° du siège du rétrécissement; plus il est rapproché de l'utérus, plus il est grave.

On trouverait facilement de nombreuses observations à

l'appui de notre dire. Il est donc inutile d'insister sur cet accident, bien connu des chirurgiens, et auquel on est souvent appelé à remédier. Tous les classiques en parlent.

B. — Viennent maintenant *les ruptures de l'utérus*, complication redoutable entre toutes, qui entraîne presque constamment la mort (il n'est ici question, bien entendu, que des ruptures du corps de l'utérus ou de la portion sous-vaginale de son col, car la rupture de la portion sus-vaginale est en quelque sorte normale). Voici comment les choses se passent : l'utérus, se contractant énergiquement pendant longtemps, épuise ses efforts contre la résistance opposée par le rétrécissement du vagin. Les membranes se rompent et les eaux s'écoulent.

La matrice est ainsi en contact immédiat avec le fœtus. Or, d'après Cazeaux, dans l'état de pelotonnement où se trouvent toutes les parties de l'enfant, elles offrent des saillies et des anfractuosités nombreuses, qui rendent très inégale la résistance de l'utérus en ses différents points ; aussi, quelques portions de la matrice sont plus ou moins tendues sur les parties saillantes. L'équilibre des forces est alors rompu, selon M. Taurin, sur les divers points de la matrice, et cet organe se contracte irrégulièrement : les parties non comprimées, et restées saines et plus épaisses, se contractent avec plus de violence et tiraillent les parties voisines ; ces dernières, déjà distendues par les saillies fœtales, s'amincissent encore, leur résistance diminue de plus en plus, et incapables de tenir plus longtemps, elles cèdent aux contractions plus énergiques des parties environnantes. Lorsque le travail se prolonge outre mesure, la pression, exercée par les saillies du fœtus sur les parois utérines, en détermine parfois l'inflammation, l'ulcération, la gan-

grène même, toutes circonstances très propres à en faciliter
la rupture (Cazeaux).

Il va sans dire que ces ruptures, en cas d'élytrosténie,
ne s'observent guère que chez les primipares.

Voici quelques exemples de ce genre de lésion :

Barrett, du Kentucky, a rapporté une observation de rupture de l'utérus, pendant le travail, dans un cas de soudure
très étendue du vagin.

Kennedy a publié plusieurs observations d'un semblable
accident. Il cite deux cas dans lesquels l'orifice du vagin avait
les dimensions normales ; mais à 2 ou 3 centimètres de l'orifice, le canal se rétrécissait brusquement et ne demeurait
perméable que du côté de la cloison recto-vaginale. Il relate
encore, d'après O'Reilly, un fait de rupture de l'utérus chez
une femme dont les parois vaginales avaient adhéré dans
une étendue de 3 centimètres.

Doberty a vu une jeune dame, dont on ne connut l'état du
vagin qu'au moment de la parturition : une bride circonscri-
vait toute la partie supérieure du conduit, en diminuait notablement le calibre, et offrait une telle résistance que l'utérus
se rompit (Churchill).

C. *Le vagin peut aussi se rompre.* — La tête de l'enfant,
dit Duparcque, cité par Cazeaux, étant bloquée sur le détroit supérieur, ou plus ou moins engagée dans l'excavation,
ne peut pénétrer plus avant, à cause des résistances qu'elle
rencontre ; la matrice, continuant de se contracter, se retire
pour ainsi dire de l'enfant. Les bords de l'orifice, attirés vers
le fond de l'organe, remontent donc et abandonnent graduellement, et quelquefois complètement, la tête engagée. Il en
résulte conséquemment, que le vagin se trouve soumis à
une traction active proportionnée à l'énergie des contractions utérines et que, n'opposant qu'une résistance passive,

peu à peu affaiblie par la compression et la distension qu'il subit, il finit par céder en se rompant.

La longueur de la rupture varie dans des proportions très grandes, depuis la simple fêlure jusqu'à la section complète de l'organe. C'est un accident moins grave que le précédent quand la déchirure n'est pas très étendue, mais qu'il faut assimiler à la rupture de l'utérus, si la solution de continuité du canal est considérable.

A supposer que ces derniers accidents ne soient pas immédiatement mortels, ils peuvent le devenir par les complications, dont ils sont quelquefois la source.

Ainsi Doberty a soigné une femme, chez qui une expansion fibreuse très résistante existait à 7 centimètres de l'entrée des voies génitales, près du col utérin, diminuant le calibre du vagin, à un tel point, que l'extrémité du doigt pouvait seule y pénétrer. Cette femme était enceinte, et, au moment de l'accouchement, l'enfant se présenta par l'épaule. On coupa les adhérences, la version fut faite et l'enfant extrait de l'utérus ; mais une phlébite se déclara et la malade mourut.

Dans un cas où l'introduction du doigt était à peine possible, Merrimann raconte avoir vu le travail se terminer spontanément après six heures; mais le surlendemain, la femme mourut; à l'autopsie, on trouva une petite déchirure du vagin.

Afin de ne pas multiplier ces exemples, malheureusement trop nombreux, nous dirons que toutes les affections si graves susceptibles d'être produites par une inflammation de l'appareil utérin, peuvent être observées : septicémie, péritonite, métro-péritonite, métrite, etc., etc.

La prolongation du travail amène quelquefois la gangrène des parois comprimées par le fœtus, et, à la chute des eschares, on se trouve en présence de fistules plus ou moins étendues, plus ou moins compliquées : fistules vésico-vaginales, recto-vaginales, etc., etc.

On voit, par cette simple énumération, à quels dangers est exposée la mère ayant un rétrécissement du conduit vulvo-vaginal, en cas de grossesse.

Les risques courus par l'enfant ne sont pas moins grands, et l'on peut, sans témérité, considérer son existence comme très aléatoire, lorsque l'élytrosténie présente un certain degré.

ARTICLE TROISIÈME.

PRONOSTIC.

Nous ne nous occuperons point ici du pronostic des diverses variétés d'élytrosténie artificielle, attendu que l'on connaît d'avance le but que l'on poursuit en les produisant.

Dans cet article, nous avons simplement en vue les rétrécissements d'origine congénitale, cicatricielle et spasmodique. Quant aux rétrécissements néoplasiques, leur pronostic dépend évidemment de la nature du néoplasme, de son siège, de son volume, etc., etc. Le bon sens clinique et l'expérience servent de guide en cette circonstance.

De tous les genres d'élytrosténie qui peuvent affecter le conduit vulvo-vaginal, le vaginisme est assurément celui qui cède avec le plus de facilité au traitement. Tous les auteurs sont d'accord sur ce point. Les exemples d'incurabilité sont rares. Huguier et le Dr Caffe seuls en ont cité chacun un cas (1).

---

(1) L'observation du Dr Caffe est particulièrement intéressante. Il s'agit d'une dame espagnole, âgée de 25 ans, qui présentait

D'après Sims, aucune affection ne peut devenir, entre les deux époux, la source de chagrins plus amers; mais, par contre, c'est une des maladies qui sont le plus aisément et le plus rapidement guéries.

Gaillard-Thomas n'a rencontré dans sa pratique aucun cas ayant résisté, soit au traitement chirurgical, soit au traitement de la lésion locale, qui entretenait la sténose spasmodique.

Tilt et Scanzoni expriment la même opinion. Le pronostic des rétrécissements congénitaux et cicatriciels est beaucoup plus complexe, et doit le plus souvent être très réservé. Cela se conçoit bien, si l'on songe aux conséquences

---

une intégrité parfaite de l'appareil génital interne et externe avec normalité du bassin, ne pouvait souffrir l'approche de son mari. L'index était puissamment comprimé par la contraction du sphincter vaginal, tous les muscles cruraux convergeant pour opérer cette contraction énergique, instinctive. Le Dr Caffe essaya, ainsi que l'avaient déjà fait plusieurs médecins espagnols, la dilatation mécanique du vagin, l'usage de pommade belladonée, etc. Ce traitement ne produisant aucun effet, il fit la section sous-cutanée de dehors en dedans du sphincter (à droite et à gauche, un peu au-dessus de la ligne médiane, afin de respecter l'artère honteuse et le bulbe vaginal). Après cela il fit la dilatation forcée du conduit vulvo-vaginal avec les deux index. Dès le lendemain l'opérée se leva. Tous les jours il y eut une dilatation du canal avec l'éponge préparée. Malgré cela, quand le mari voulut reprendre ses droits, cela lui fut aussi impossible qu'auparavant. Sur ces entrefaites, les époux X... quittèrent Paris, sans qu'aucune amélioration eût récompensé leurs efforts et les soins éclairés du Dr Caffe. Celui-ci conseilla, alors, sur les désirs des époux X..., l'usage d'un dilatateur mécanique qu'il fit fabriquer par Charrière. Cet instrument, sorte de spéculum trivalve, est introduit par son embout conique, peu volumineux; il s'écarte alors: à ce moment la conjonction sexuelle s'opère et l'instrument, qui a servi pour ainsi dire de douille et de gaine, s'échappe et tombe. Le Dr Caffe présenta cet instrument à la Société médicale d'émulation en 1866.

si graves qu'il entraîne parfois, comme nous l'avons expliqué précédemment. Si donc, dans la plupart des cas, le traitement n'était ici tout-puissant, il faudrait considérer les rétrécissements du conduit vulvo-vaginal comme une des maladies les plus affreuses du sexe féminin. En dehors de l'état de gestation, ce n'est pas évidemment parce qu'il compromet directement l'existence, que ce vice de conformation est à redouter, mais bien parce qu'il plonge dans un état d'hypochondrie, souvent fatal, la malheureuse qui en est affectée, et qui tient à remplir ses devoirs d'épouse.

Naturellement, le pronostic est loin d'être aussi sombre, quand l'élytrosténie est peu prononcée. Il ne présente cette gravité que si le rétrécissement est infranchissable, et si le traitement est impuissant ; mais, il faut le reconnaître, les cas où cette affection est au-dessus des ressources de l'art ne sont pas fréquents.

A priori, il est difficile d'affirmer qu'une élytrosténie est insurmontable. Il faut, pour cela, l'épreuve de la dilatation (1). On a vu des vagins dont le calibre était si petit que c'est à peine s'il admettait un stylet très fin, acquérir, par le traitement, une capacité suffisante pour le libre exercice de l'acte du mariage.

Le pronostic dépend encore de la nature de l'élytrosténie : en effet, les rétrécissements congénitaux ne sont pas aussi dangereux que les rétrécissements cicatriciels.

---

(1) Les deux médecins chargés, par les commissaires anglais, de reconnaître la virginité de Jeanne d'Arc, constatèrent une telle étroitesse du canal vulvo-utérin, qu'elle constituait une véritable impuissance. La dilatation, l'agrandissement dont ce conduit est susceptible, par ses usages particuliers, rend cette déclaration très aventurée (Garnier).

En résumé, il est bien difficile de dire quelque chose de général, attendu que chaque cas peut présenter telle ou telle particularité, d'où naîtront le pronostic et le traitement. Il faut se former une opinion d'après ce que nous avons dit dans les chapitres précédents, et d'après ce que nous dirons dans la médecine légale.

CHAPITRE VII.

TRAITEMENT.

L'institution d'un traitement convenable, dit Churchill, exige que le chirurgien fasse appel à tout son jugement. Il faut, en effet, prendre en considération l'âge de la malade, sa constitution, l'étendue du rétrécissement, son siège, la coïncidence d'une grossesse, l'époque à laquelle elle est parvenue, etc.

Il n'est pas toujours indiqué de guérir une élytrosténie.

L'intervention est blâmable, principalement dans les circonstances suivantes :

1° Lorsque la personne atteinte de rétrécissement n'est pas mariée, et que les troubles menstruels sont presque nuls. A quoi servirait une opération, quand le vagin n'a qu'une seule fonction à remplir, et que cette fonction ne rencontre aucun obstacle?

2° Lorsque, avec un rétrécissement du conduit vulvovaginal coïncide un rétrécissement prononcé du bassin (1),

---

(1) Un obstacle extrêmement important est celui qui provient des os du bassin ; aussi quand on a à discuter l'éventualité d'une grossesse, convient-il de s'en occuper sérieusement. Si, dans les atrésies congéniales, le bassin est bien conformé, — personne n'a du moins mentionné son étroitesse, — il n'en est pas de même pour certains cas d'atrésie, qui se sont produits à la suite d'un ac-

lequel mettrait en danger les jours de la malade et ceux de
l'enfant, en cas de grossesse. Il est déjà suffisamment regrettable que la conception soit alors possible ; le médecin ne
doit pas la rendre probable.

Voilà ce que l'on peut dire en général ; mais donner une
règle de conduite est chose extrêmement délicate et difficile : c'est à la conscience et au jugement du médecin qu'il
appartient de rechercher la meilleure solution du problème,
dans chaque cas isolé.

3° Lorsqu'une malade, ayant un prolapsus utérin, devient
mère, et qu'elle a un rétrécissement du vagin, consécutif
à cet accouchement. Ce rétrécissement, en effet, s'il n'est
pas prononcé au point de gêner le flux menstruel, est pour
la malade un véritable bienfait, car il joue le rôle d'une
élytrorrhaphie artificielle.

4° Lorsque la femme est arrivée à la ménopause, à moins
que de violents désirs, se réveillant à cette époque, ne fassent
contracter mariage à une personne âgée, atteinte de cette
affection.

5° Lorsque, au contraire, la jeune fille n'est pas encore pu-
bère. Car alors on ne sait pas si cette élytrosténie, qu'une
cause fortuite a fait constater, s'opposera à l'accomplissement régulier des fonctions du vagin. Dans l'atrésie, par
contre, plus tôt on opère, mieux cela vaut.

Quand, après avoir pesé les raisons qui plaident pour ou

---

couchement laborieux ; suivant les degrés du rétrécissement, on interviendra au moment du travail, ou bien on agitera la question
d'un accouchement prématuré artificiel (Puech).

Sans admettre qu'un même vice organique préside à la génèse
d'un rétrécissement du bassin et d'une élytrosténie, rien ne s'oppose à ce que ces deux affections coïncident : témoin notre observation de la page 163.

contre une opération, on se décide à intervenir, quelle méthode doit-on employer? Pour répondre d'une façon précise à cette question, il est nécessaire de diviser notre sujet, et d'examiner le rôle du médecin, mis en présence d'un rétrécissement du conduit vulvo-vaginal, avant, pendant et après l'accouchement.

ARTICLE PREMIER.

AVANT L'ACCOUCHEMENT.

Rappelons tout d'abord une règle de pratique d'un haut intérêt; ici plus qu'ailleurs, elle doit être prise en considération: *à moins d'urgence absolue, il ne faut jamais pratiquer chez la femme une opération, quelle qu'elle soit, avant que l'écoulement des règles ait cessé.*

Si le rétrécissement congénital n'est pas très prononcé, si le tissu cicatriciel est souple ou dilatable, si l'on a affaire à un rétrécissement spasmodique, on peut espérer retirer de grands avantages de la méthode suivante.

§ 1. De la dilatation.

La dilatation est un important moyen de diérèse, qui a pour but d'écarter deux surfaces, juxtaposées quelquefois au point d'intercepter presque complètement la lumière du conduit, quelque petit qu'en soit le calibre.

L'extensibilité remarquable, dont jouissent les tuniques du vagin, est une des raisons pour lesquelles on retire de cette méthode un bénéfice vraiment extraordinaire, dans la cure de l'élytrosténie congénitale.

C'est, dit Verneuil, un moyen essentiellement mécanique.

D.   9

Pour conserver son caractère fondamental, la dilatation ne doit amener ni inflammation forte, ni spasme prolongé, ni écoulement de sang notable, ni ulcération, ni perte de substance; elle doit se contenter d'écarter doucement et sans trop de violence des parties anormalement rapprochées ou rétrécies; c'est alors un moyen anaplastique non sanglant, presque toujours innocent, très souvent efficace et qui joue dans la cure des rétrécissements un rôle capital.

Il serait à désirer, en effet, que la dilatation pût, dans tous les cas, s'accomplir dans ces conditions favorables.

Mais il ne faut pas croire, comme l'a fait observer le Dr Courty, que cette sorte d'écartement se borne habituellement à la dilatation; il va toujours plus loin, et, presque constamment, il y a déchirure, non pas de tous les éléments, mais simplement des muscles, laquelle toutefois reste sous-cutanée. Cela se voit particulièrement dans la dilatation extemporanée.

Quand le point coarcté est peu étendu, il est évident que ce qu'on nomme la dilatation forcée, est un bon moyen de traitement, mais alors ce n'est plus la dilatation à proprement parler, c'est la rupture du rétrécissement.

Quoi qu'il en soit, la dilatation est active ou passive : active, quand on élargit le vagin naturellement étroit ou artificiellement rétréci; passive, quand on l'emploie consécutivement à l'incision, pour s'opposer à ce que les parois du canal opéré reviennent sur elles-mêmes et reproduisent la lésion première.

Dans le tableau suivant, on voit les différentes manières dont peut s'effectuer la dilatation :

Dilatation prolongée   { Continue. / Intermittente.

Dilatation extemporanée   { Modérée. / Forcée ou rupture.

Notre description sera extrêmement succincte : nous ne ferons qu'appeler l'attention sur les seules méthodes applicables à la cure de l'élytrosténie. Tous les livres contiennent des détails généraux que nous supposons connus, et dont il ne faut pas perdre de vue l'utilité dans le cas particulier.

A. *Dilatation prolongée.*

1º D. *Continue.* — Elle a pour agents tous les corps laissés en permanence dans le conduit vulvo-vaginal, qu'ils conservent leur volume primitif ou, qu'à la suite de leur imbibition par le produit de sécrétion de la muqueuse, ils augmentent graduellement de volume et distendent ainsi le canal d'une façon progressive.

Dans cette méthode, on fait usage de mèches de charpie à demeure, enduites d'un simple corps gras. Il vaudrait mieux les entourer de vaseline belladonée. On augmente tous les jours le volume de ces mèches; mais ce moyen doit presque toujours être abandonné, malgré sa simplicité, car, dans le vaginisme il est non seulement douloureux, mais souvent inefficace, et dans les autres variétés de rétrécissements il est presque toujours insuffisant. Ainsi le Dʳ Lutaud, dans sa thèse, a rapporté une observation, recueillie dans le service du Dʳ Desnos, où l'emploi des mèches belladonées, continuées pendant deux mois, n'amena aucune modification dans un cas d'élytrosténie spasmodique.

M. le Dʳ Gallard, cependant, préconise ce genre de dilatation, dont il a, dit-il, obtenu de bons effets. Il enduit les mèches de charpie de la pommade suivante :

℞ Poudre d'iodoforme. } āā 2 grammes.
Beurre de cacao.
Axonge récente.   14 grammes.
Mêlez.

Disons néanmoins que les mèches de charpie peuvent rendre des services, quand il s'agit de maintenir écartées les parois du vagin après une opération.

M. Bourguet (1824) avait imaginé pour maintenir ce canal dilaté une sorte de dilatateur en liège, traversé dans son étendue longitudinale par un tuyau de plume.

On a encore fait usage de racine de gentiane (Robert de la Tour) et de laminaire; d'éponge préparée (Lorrain, Scanzoni); de moelle de tiges de maïs (Benevoli); de corde à boyau.

La combinaison judicieuse de ces dernières substances peut produire d'excellents résultats.

Ainsi Van Swieten a rapporté le cas d'une femme qui, ne pouvant recevoir son mari, allait voir son mariage déclaré nul. Benevoli consulté employa d'abord des fomentations émollientes, et introduisit plus tard, dans toute la longueur du vagin, une racine de gentiane, dont il augmenta progressivement la grosseur. Il la remplaça successivement par la moelle d'une tige de maïs, puis par l'éponge préparée, qui dilatèrent graduellement le canal, et le rendirent apte à sa fonction.

Nous placerons ici un procédé ingénieux imaginé par le Dr Spire.

Chez la femme Scheffer dont l'observation a été résumée, page 105, la sténose eut grande tendance à se reproduire à la suite de l'accouchement, à tel point, qu'immédiatement après celui-ci, l'index avait beaucoup de difficulté à franchir la vulve; au-dessus du point coarcté, le canal était très large. *L'introduction du doigt ne suffisant pas pour combattre l'élytrosténie*, le Dr Spire eut l'idée d'appliquer

un ressort métallique, recouvert d'un tube en caoutchouc,
fermé à ses deux extrémités par une ligature. Ce ressort
se maintenait très bien dans le vagin ; mais comme la malade ne le garda qu'une huitaine de jours, il n'empêcha pas
l'angustie de se reproduire.

2° D. *Intermittente.* — Elle se pratique, soit avec les
doigts, soit avec des instruments. Le premier mode est surtout recommandé en cas de rétrécissement spasmodique.
Tillaux dit que c'est un moyen qui réussit souvent. Il présente cet avantage que le mari peut l'employer lui-même, sur
les conseils du médecin, bien entendu.

Les bougies (1) constituent un bon procédé de dilatation.

Ainsi, le Dr Gream fut consulté par un ménage vieux de
dix ans, et chez lequel les rapports, toujours incomplets,
avaient donné lieu à la disposition infundibuliforme du segment vulvaire. Les époux, très apathiques, ne se seraient
pas souciés de leur état, si la femme n'avait été prise d'un
violent désir d'être mère. Le médecin éprouva beaucoup
de peine à pénétrer dans le vagin avec le doigt ; les jours
suivants il y introduisit des bougies, et petit à petit il réussit
à obtenir une dilatation suffisante, pour permettre l'accomplissement des devoirs conjugaux.

Nous nous sommes servi de bougies et, comme nous en
avons été satisfait, à l'occasion nous les emploierions encore, tout en reconnaissant qu'il y a des moyens plus effi-
caces auxquels nous aurions volontiers recours, si besoin
était.

Il faut, quand on se sert de bougies, avoir soin que leur
surface soit absolument lisse. La moindre rugosité aurait

---

(1) On n'emploie guère que des bougies rigides.

des inconvénients plus ou moins sérieux : douleurs, éraillures de la muqueuse, etc. On ne pourrait donc pas employer comme bougie une tige à surface granuleuse, quelque petites qu'en soient les inégalités, à moins toutefois de la prendre d'un volume un peu inférieur au point rétréci. C'est bien évidemment pour obtenir ce degré de poli, qu'on a fabriqué des dilatateurs avec des substances dures les plus diverses : plomb, argent, or, ivoire, verre, etc.

On pourrait faire d'excellents dilatateurs gradués avec des tiges de buis, à extrémité conique.

Il est de toute nécessité que l'extrémité des dilatateurs soit terminée en cône, afin de ne point refouler les parois du vagin. Comme nous l'avons dit à propos du diagnostic, il n'en est plus de même quand, au lieu d'employer la bougie comme traitement, on s'en sert pour explorer une élytrosténie.

Pour éviter le froissement de ces parois par la progression d'une tige solide, Demarquay a rendu ce contact médiat. Dans ce but il a imaginé un cylindre creux, divisé selon sa longueur en deux valves. Le tout est enveloppé d'une chemise de caoutchouc vulcanisé. Quand l'instrument est engagé dans le rétrécissement, on enfonce dans l'intérieur du cylindre un mandrin, qui écarte les valves. En augmentant peu à peu la grosseur des mandrins, on arrive à obtenir une dilatation aussi considérable qu'on le désire.

Le Dr Debout emploie des ampoules en caoutchouc, analogues à celles dont on se sert pour le tamponnement du rectum, en cas d'hémorrhagie. Il fixe un robinet à cette ampoule et, la roulant sur elle-même, il l'introduit au moyen d'un stylet dans le vagin, après l'avoir enduite de glycérine. Il l'insuffle alors au degré voulu. Ces manœuvres sont répétées matin et soir, pendant un quart d'heure ; avant et après chaque séance, la malade prend un bain de siège froid, de dix minutes de durée.

Dans une observation de Debout, consignée dans la thèse du Dr Charrier, la dilatation fut suffisante en quinze jours pour permettre des rapports sexuels complets. Mais le mari l'ayant engagé à poursuivre ses manœuvres de dilatation, il eut recours à un autre expédient. Il faisait pénétrer la pelote dans le vagin, et, dès qu'elle y était en entier, il l'insuf-flait, afin de lui donner la plus grande ampliation possible Cela fait, il tirait sur le tube de façon à lui faire franchir l'anneau vulvaire, procédant de cette façon à une sorte d'ac-couchement artificiel (1).

Un autre procédé, datant de lort loin, consiste à intro-duire dans le canal rétréci une sorte d'ampoule plus ou moins allongée, que l'on insuffle quand elle est en place. Au rapport de Terrier, Desault mentionne des chirurgiens qui, pour dilater l'urèthre, afin d'extraire des calculs de la ves-sie, introduisaient dans le canal un boyau de chat, vide et noué par un bout, que l'on remplissait ensuite d'air afin de distendre et d'agrandir le conduit.

Le spéculum est un très bon moyen de dilatation. Il peut procurer le degré d'ampliation voulu, car l'écarte-

---

(1) L'année dernière, nous avons employé un procédé analogue, pour pratiquer la dilatation de l'urèthre chez une dame. La ma-lade étant anesthésiée, nous introduisîmes dans la vessie le di-latateur intra-utérin de Tarnier. Nous injectâmes dans l'ampoule la quantité d'eau jugée nécessaire, et, après avoir fermé le ro-binet, nous tirâmes sur le tube. La dilatation se fit très bien et nous pûmes facilement sortir de la vessie un calcul ovalaire de 20 mill. de long sur 15 mill. de large.

Nous étions assisté dans cette opération par notre excellent ami le Dr Marchand.

ment des valves est facilement réglé par la vis, qui les
éloigne l'une de l'autre, d'une façon tout à fait insensible,
mais continue. Il vaut mieux prendre un spéculum à valves
multiples, parce qu'elles permettent aux parois vaginales
de s'éloigner du centre d'une distance égale. Nous en reparlerons dans le paragraphe suivant.

B. *Dilatation extemporanée.*

1° D. *Modérée.* — Ce genre de dilatation s'exécute principalement avec un spéculum à deux, trois ou quatre valves. Il
n'est souvent d'ailleurs qu'un temps de la dilatation prolongée intermittente, parce qu'il est exceptionnel qu'une seule
application de l'instrument suffise. Ordinairement, il faut
y revenir à différentes reprises. Il convient particulièrement,
selon la remarque du Dr Anselmier : 1° quand le rétrécissement n'est pas considérable ; 2° quand on n'est pas pressé
d'intervenir. — Si la coarctation était très accentuée, on
pourrait commencer le traitement par une autre méthode,
et, quand le calibre serait suffisant, on emploierait le spéculum.

L'observation suivante du Dr Anselmier montre bien l'excellent résultat qu'on en peut retirer.

Mme Th..., âgée de 26 ans, d'un bon tempérament et d'une
parfaite santé, se plaignait des suites d'une cautérisation
au fer rouge, pratiquée pour une ulcération du col utérin.
Elle était fort empêchée dans ses relations avec son mari.
Le vagin était en effet très rétréci et admettait avec peine
l'index ; il était en outre fort douloureux. On prescrivit des
injections émollientes et des cataplasmes de farine de graine
de lin (1). Huit jours après on put appliquer un fort petit spé-

______

(1, Le Dr Caradec a indiqué une façon commode d'introduire des

culum bivalve, le col était très court et fortement dévié à gauche, le vagin, partout étroit, sans aucune cicatrice profonde présentait quelques érosions en voie de cicatrisation.

Quelques jours après le Dr Anselmier fit une seconde application du spéculum et l'ouvrit avec force; il le laissa en place un quart d'heure. Cette manœuvre fut répétée les jours suivants, mais la dilatation se fit fort lentement. Ce fut seulement le vingtième jour qu'on put employer le spéculum ordinaire. A la fin du deuxième mois, le vagin avait repris ses dimensions normales.

Ainsi : 1° le spéculum bivalve constitue un moyen puissant et commode.

2° Il peut être introduit presque sans douleur, et ne refoule pas devant lui les tissus sur lesquels il doit agir, en les meurtrissant.

---

cataplasmes dans le vagin; traitement qui, à son dire, produit de bons résultats dans l'élytrosténie spasmodique.

Une canule coiffée d'un sachet de gaze est vissée sur une poire en caoutchouc, contenant la farine à cataplasme mélangée à des agents narcotiques. On introduit la canule dans le vagin jusqu'à ce que l'on sente de la résistance, ce qui montre que l'on touche le col utérin; alors on retire l'instrument dans l'étendue d'un pouce; la pression des parois vaginales suffit pour maintenir en place le sachet de gaze, on presse sur la poire et la farine pénètre dans le sachet, en écartant les parois vaginales : alors on jette un fil sur la partie du sachet qui pend hors de la vulve, afin d'empêcher la sortie de la farine (Dr Charrier).

Assurément, des cataplasmes de graine de lin introduits dans le vagin de cette manière peuvent rendre de grands services, en cas d'inflammation péri-utérine, par exemple; mais il nous paraît difficile de faire pénétrer un corps étranger dans un vagin atteint de rétrécissement spasmodique. On ne réussira qu'à causer à la malade des douleurs atroces, et à lui inspirer les craintes les plus vives. Le remède ici n'est-il pas pire que le mal?

Il ne faut pas oublier que toute irritation d'un canal rétréci imprime une marche rapide à la maladie et peut déterminer à la longue une atrésie complète.

C'est à ce procédé que le chirurgien Guillemeau avait recours, comme on le voit d'après un passage de ses œuvres, qui, malgré son ancienneté, mérite d'être rapporté. En parlant de la *cohérence et union du col de la matrice*, il dit :

La femme sera purgée et saignée ; elle prendra pendant plusieurs jours des bains, faits de tous remèdes rémollients, on lui fera des fomentations rémollientes. Les parties étant fort ramollies, il faudra situer la femme comme pour l'accoucher, puis, ayant reconnu la petitesse du conduit, on lui appliquera un dilatateur, fait en manière de *spéculum matricis*, et, petit à petit, on dilatera et élargira les parties jointes ensemble, lesquelles (en les dilatant) se déchireront et sépareront les unes des autres, sans qu'il survienne flux de sang.

La recommandation de Guillemeau, relative à l'emploi d'injections et de bains émollients plusieurs jours avant l'opération, est très rationnelle et nous ne pouvons qu'y applaudir. Elles préparent aussi efficacement que possible la voie du chirurgien.

2° D. *Forcée.*— C'est surtout dans les cas de rétrécissement spasmodique que ce mode opératoire trouve son application, il n'est indiqué qu'exceptionnellement dans les autres variétés d'élytrosténie.

A Récamier revient l'honneur d'avoir inauguré cette méthode pour la cure de la fissure anale. Plus tard l'élytrosténie spasmodique a bénéficié de cette découverte. Cette opération s'exécute, soit avec les doigts, soit à l'aide d'un dilatateur quelconque. Dans l'un et l'autre cas, la malade devra être préalablement soumise à l'anesthésie.

Lorsqu'on emploie les doigts, on se sert, soit de l'indicateur de chaque main qu'on introduit dans le vagin et qu'on écarte ensuite dans plusieurs directions différentes, soit des pouces, ce qui est préférable, parce qu'on peut déployer plus de force et plus de précision : on les écarte dans la direction verticale et dans la direction horizontale.

A propos de la dilatation forcée, nous allons rapporter une observation personnelle, dont on appréciera facilement la valeur.

Mme X..., 30 ans, est d'une constitution assez robuste, mais d'un tempérament nerveux. Elle est très sujette aux migraines. Mariée depuis dix ans, elle a déjà eu 3 enfants. Elle a toujours rempli d'une façon normale ses devoirs d'épouse ; aussi est-elle fort surprise un jour d'éprouver aux parties génitales une violente douleur, en voulant prendre une injection, douleur occasionnée par le seul contact de la canule. Cette douleur ne fit que s'accroître, et quelques jours après, quand nous examinons la malade, elle nous dit ressentir, au moment de la défécation, des souffrances très vives qui s'irradiaient dans les jambes, dans les reins et dans la vulve ; l'examen nous montre une fissure dans l'un des plis de la partie postérieure de l'anus. La moindre pression sur cette petite excoriation amène une contracture instantanée du sphincter anal aussi bien que du sphincter cunni. Toutes ces parties sont le siège d'une telle hyperesthésie, que la malade pousse des cris au plus léger frôlement du doigt ; celui-ci, du reste, se rend très bien compte de la coarctation spasmodique des deux orifices, par l'impossibilité où il est de les franchir.

Nous pratiquons chez Mme X..., la dilatation forcée de l'anus. A cet effet la malade est anesthésiée. Introduisant alors nos deux pouces dans le rectum, nous les écartons brusquement dans la direction verticale et dans la direction horizontale, jusqu'au contact des ischions. Pensant que le vaginisme était la conséquence de la fissure anale et disparaîtrait avec elle, nous croyons inutile de dilater le vagin.

Consécutiveme ànt l'opération, la malade eut pendant plusieurs heures des douleurs assez fortes; mais le surlendemain elle put se lever. Quelques jours après elle allait à la selle sans éprouver la moindre souffrance, et elle put dès lors, comme par le passé, remplir ses devoirs conjugaux avec la plus grande facilité (1).

Cette observation présente plusieurs particularités d'un intérêt capital.

1° Rétrécissement spasmodique du vagin, occasionné par une fissure anale, et en même temps spasme de l'anus. Nous savons comment expliquer cette coïncidence.

2° Bons effets de la dilatation forcée.

3° Disparition du vaginisme après la guérison de la fissure.

On trouve dans les auteurs, de nombreux exemples de rétrécissements spasmodiques du vagin, guéris par la dilatation forcée, cependant tous les médecins ne sont pas partisans de ce mode de traitement, dont l'excellence pourtant nous semble évidente.

On a proposé, dit Lorain, de diriger contre le vaginisme, le traitement employé pour la fissure à l'anus; cela est une mauvaise méthode. Ainsi, voilà une femme qui s'est remariée à 30 ans, par exemple; avant elle avait eu un enfant, et aujourd'hui la tête d'un pénis ne peut plus passer par où

---

(1) Bien que le traitement se soit adressé directement à la fissure anale, nous relatons, néanmoins, cette observation à titre d'exemple de dilatation forcée. Qu'il s'agisse en effet du sphincter vaginal ou du sphincter anal, le *modus faciendi* est le même.

est passée la tête d'un enfant! C'est pourquoi je pense qu'il serait préférable d'instituer un traitement sédatif et anti-spasmodique ; le bromure de potassium déjà indiqué par Raciborsky, me paraît plus rationnel et plus efficace. (Lorain.)

L'objection du professeur Lorain ne nous paraît pas avoir grande valeur. En effet, ne peut-on pas établir, entre le bol fécal et l'anus, le même rapport qu'entre le pénis et l'orifice vulvo-vaginal? Cette comparaison nous semble rationnelle. Voici donc comment nous raisonnerions pour réfuter l'opinion de Lorain. La défécation s'est effectuée facilement pendant de longues années, chez telle ou telle personne actuellement atteinte de fissure ; cependant cette fonction devient tout à coup impossible, un cercle résistant défend aux matières fécales la sortie de l'anus ; de même la contraction du sphincter défend maintenant l'entrée d'un vagin resté perméable pendant longtemps : les conditions sont les mêmes dans les deux cas.

Mais, dira-t-on, les personnes atteintes de fissure peuvent aller à la selle ! Assurément, cela est possible, mais au prix de souffrances tellement intolérables, que la seule perspective d'aller à la garde-robe, fait que certains malades se privent de nourriture et finissent par tomber dans le marasme. D'ailleurs, le rapprochement sexuel n'a-t-il pas lieu quelquefois, malgré l'élytrosténie spasmodique la plus prononcée et la plus douloureuse? Il y a donc entre ces deux affections, une analogie complète au point de vue symptomatique; pourquoi alors, puisque dans le rétrécissement du sphincter anal la dilatation réussit ordinairement très bien, pourquoi, disons-nous, ne pas employer la même méthode dans le rétrécissement du sphincter du vagin? La théorie nous indique que la dilatation doit être efficace dans ces cas; nous ajouterons que la pratique le démontre.

La dilatation forcée peut, au lieu de la main, avoir pour agent le spéculum.

Tous les spéculums sont bons, mais il faut, comme le recommande Tilt, introduire dans le vagin, après la dilatation, une grosse mèche de charpie, ou tout autre corps dilatant.

Voici un exemple de dilatation forcée pratiquée avec le spéculum, pour guérir une élytrosténie spasmodique :

Le Dr Delore fut appelé en consultation par un de ses confrères, le Dr M., afin de donner son avis sur l'état de Mme X., âgée de 25 ans. Mariée depuis quatre ans, elle n'avait jamais eu d'enfants, ce qu'elle attribuait aux rapprochements incomplets qui ont toujours existé entre elle et son mari. Mme X., qui avait d'abord assez bien supporté ces tentatives, avait fini par éprouver une douleur qui augmentait à chaque nouvel essai, et finalement avait pris l'acte conjugal en horreur. A l'examen, les organes génitaux externes ne présentaient aucune trace d'inflammation ; *l'orifice vaginal est très étroit* et le toucher est tellement douloureux que le Dr Delore renonce à le pratiquer.

Pour faire cesser cet état morbide, il eut recours à la dilatation forcée.

Après avoir éthérisé (1) la malade, il introduisit sans trop de dificultés un spéculum d'Ambroise Paré, qu'il dilata graduellement. Quand la dilatation lui parut suffisante, il remplaça l'instrument par une forte mèche. Il recommanda au mari d'attendre quelques jours, avant de renouveler ses tentatives de rapprochement.

---

(1) On sait que les chirurgiens de Lyon ont employé et emploient encore l'éther pour endormir les malades qui doivent subir une opération.

Un an plus tard, Mme X., accoucha d'un enfant bien portant.

Les détails, dans lesquels nous sommes entré, nous dispensent d'insister sur les modes de dilatation, qui conviennent dans chaque cas particulier de rétrécissement vulvovaginal. C'est à la sagacité du médecin à juger de leur opportunité, et à savoir les combiner de façon à hâter le plus possible la guérison de l'élytrosténie.

§ II. — De l'incision.

La diérèse, dit Verneuil, est une opération sanglante, qui, a pour but et pour effet d'agrandir instantanément un canal ou un orifice rétréci, avec espoir de conserver, pendant un temps plus ou moins long, l'ampliation obtenue.

L'incision est employée, quand il s'agit d'une coarctation cicatricielle dont le tissu est dur et résistant (Churchill). Courty préfère généralement l'opération rapide, par l'instrument tranchant pour l'élytrosténie accidentelle, mais pour l'élytrosténie congénitale, il préfère l'opération lente, en plusieurs temps. Il associe de petites incisions à l'introduction de tentes d'éponge de plus en plus volumineuses.

Si l'on se contentait, en effet, de l'incision pure et simple, on n'obtiendrait la plupart du temps qu'un résultat déplorable, qui augmenterait le degré de la sténose.

L'incision seule agrandit peu le point rétréci ; en tout cas l'effet immédiat obtenu ne persiste pas, car les tissus divisés, quand aucun corps dilatant ne les sépare, se trouvent dans les conditions les plus favorables pour se réunir par première intention ; n'y a-t-il pas, en effet, juxtaposition de deux surfaces avivées, juxtaposition parfaite, car l'extensibilité des parois vaginales fait que celles-ci occupent toujours le plus petit volume possible ? De plus, selon la remarque du professeur Verneuil, la dilatation consécutive de la plaie ne se contente pas d'en écarter les bords, mais encore elle achève le déchirement du tissu rétréci, comme la tête de l'enfant, passant à la vulve, déchire le périnée, lorsqu'il existe déjà une petite rupture de la fourchette.

Comment doit-on pratiquer cette opération? Cela dépend du degré et du siège de l'élytrosténie. Le procédé, en effet, différera selon que le point coarcté siégera à la partie antérieure, moyenne ou postérieure du conduit vulvo-vaginal.

Dans ce que nous avons appelé l'élytrosténie antérieure, il est généralement possible de savoir avec certitude l'étendue du point rétréci : lorsque l'hymen est seul rétréci, on le divise soit par une simple incision cruciale, soit par cette même incision, combinée à l'excision consécutive des lambeaux pour empêcher leur réunion. Lorsque la sténose porte sur une certaine étendue de la partie antérieure du segment vaginal, on peut employer deux méthodes.

A. — Le Dr Venot a soigné une femme de 25 ans, mariée depuis deux ans, qui se plaignait de ne pouvoir accomplir l'acte sexuel. La partie antérieure de la vulve était normale; les grandes lèvres avaient leur volume ordinaire en avant, mais s'effaçaient bientôt.

Le plancher périnéal se continuait jusqu'au bulbe et obturait absolument le vagin. L'orifice vulvaire était représenté par un simple trou, très petit, mais suffisant néanmoins pour permettre l'écoulement des règles, qui n'ont d'ailleurs jamais été troublées.

A deux centimètres au-dessous du méat urinaire et sur la ligne médiane, il tenta de pénétrer par ponction avec un bistouri droit. Après avoir traversé une épaisseur de tissus d'un centimètre et demi environ, il sentit que la pointe entrait dans une cavité qui était le vagin. En introduisant le doigt dans l'ouverture artificielle, il put reconnaître qu'il avait traversé la peau, un plan musculaire, une forte lame aponévrotique, enfin la muqueuse vaginale. Une éponge préparée fut placée pour achever la dilatation de l'ouverture, et au bout de huit jours on pouvait introduire un spéculum de petit calibre.

Telle la première méthode; comme on le voit, elle est dangereuse puisqu'on marche à l'aventure.

B. — Nous n'aurions pas imité le Dr Venot, nous aurions préféré mettre à profit le petit orifice représentant l'entrée du vagin; nous aurions introduit par cet orifice non un bistouri ordinaire, mais un bistouri boutonné, et nous aurions sectionné le point rétréci, en allant du bord libre au bord adhérent. Et même, comme l'excès de prudence n'est jamais un défaut en chirurgie, explorant tout d'abord le vagin avec une sonde cannelée, nous aurions reconnu son calibre au-delà de la coarctation; ramenant alors le bec de la sonde, le long de la paroi inférieure du canal, jusqu'au point d'intersection de cette même paroi avec la circonférence du tissu oblitérant, nous aurions fait saillir celui-ci, et nous l'aurions incisé avec un bistouri ordinaire, couche par couche, de dehors en dedans, jusqu'à la rencontre de la cannelure de la sonde. Au cas où l'étendue et l'épaisseur du point rétréci n'auraient pas permis de le faire saillir, nous l'aurions sectionné purement et simplement.

Dans l'élytrosténie moyenne, on explore également, avec la sonde cannelée et avec une bougie à tête olivaire, l'étendue du rétrécissement. On glisse alors le dos du bistouri boutonné dans la cannelure de la sonde et l'on incise. Il va sans dire que l'on se sert du spéculum.

Lorsque la sténose se continue, sans aucune ligne de

démarcation, avec le col utérin, autrement dit, quand l'élytrosténie moyenne est compliquée de l'élytrosténie postérieure, il faut agir avec circonspection et n'user du bistouri qu'avec la plus grande prudence.

Nous ne parlerons pas de l'élytrosténie postérieure isolée, car il est bien exceptionnel que l'on intervienne alors ; d'ailleurs, si besoin était, les détails qu'on vient de lire suffiraient au médecin pour qu'il puisse se tracer une ligne de conduite.

Dans tous les cas, il ne faut point perdre de vue que l'incision d'un vagin rétréci est une opération toujours délicate et hérissée de périls. Que l'on médite bien ces paroles de Kennedy : le peu d'épaisseur des tissus à diviser, le danger d'atteindre la vessie ou le rectum, ou même le péritoine, la profondeur des parties sur lesquelles on doit opérer, l'espace restreint dans lequel il faut se mouvoir, toutes ces conditions rendent cette opération aussi difficile et aussi dangereuse qu'aucune autre.

Qu'on veuille bien se souvenir en effet des rapports intimes qu'affecte le conduit vulvo-vaginal avec les organes importants dont il est environné, et l'on verra quelle habileté et quelle prudence doit déployer le chirurgien pour exécuter cette opération, sans exposer les jours de la femme.

Il faut faire des incisions multipliées et peu profondes. La malade doit être anesthésiée et placée comme nous l'avons dit à propos du diagnostic.

Il est indispensable de se rendre compte de la position du rectum et de la vessie, avant d'entreprendre l'opération. La patiente doit, du reste, avoir été purgée la veille. Pour prévenir l'inflammation du péritoine, laquelle est toujours à redouter, Kennedy recommande de donner de petites doses de mercure (1).

Quand l'opération est faite, la tâche du chirurgien est loin d'être terminée. Le pansement consécutif joue ici un rôle capital, car de lui seul dépend souvent tout le succès de l'opération.

Ce qui frappe, en effet, dit Le Fort, dans tous les cas où le bistouri a été employé, c'est le rétrécissement graduel de la plaie faite par l'instrument tranchant, comme le prouvent des observations rapportées par de Bal, Debrou, Maisonneuve, Piachaud, Willaume (de Metz), Puech, etc.

C'est donc à combattre ce rétrécissement, fatal, si l'on abandonne les choses à la nature, que doivent tendre tous les efforts. Immédiatement après l'opération, on introduira donc dans le vagin une mèche de charpie, enduite de vaseline phéniquée et belladonée, de grosseur proportionnée au canal incisé.

Cette mèche sera renouvelée tous les jours et même plusieurs fois par jour, si cela est nécessaire. Elle sera aussi volumineuse que possible. Si l'on se contentait de l'incision pure et simple, il ne faudrait pas être surpris de se voir obligé de diminuer chaque jour la grosseur de la mèche, car la rétraction cicatricielle agit avec tant de puissance sur le canal, que le rétrécissement tend sans cesse à se réformer.

Pour obtenir un bon résultat, on doit donc, à la diérèse sanglante, joindre la diérèse non sanglante, laquelle comporte tous les moyens de dilatation énumérés plus haut. On emploiera chacun d'eux suivant l'indication qui se présentera, et l'on n'oubliera pas qu'il faut parfois plu-

______

(1) V. mode d'action du mercure *in* : Traitement de la péritonite aiguë par le Dr Debrand, p. 35.

sieurs mois de persévérance pour arriver au but. La dilatation ne doit pas être interrompue, car la récidive ne man-
querait pas de se produire. Enfin, aussitôt que l'état des
parties le permettra, il faudra conseiller à l'opérée les rapprochements sexuels normalement répétés. Le traitement
conjugal, en effet, dès qu'il est possible, est de beaucoup
supérieur au traitement médical.

Le Dr Symington Brown, de Stonebain (États-Unis), n'incise que la portion de tissus strictement nécessaire pour
permettre à la dilatation d'agir; c'est ce qu'il appelle la
lacération. On saisit facilement la différence qu'il y a entre
la méthode du Dr Brown et celle que nous décrivons. Dans
celle-ci on fait l'incision, ou mieux les incisions, aussi profondes que la prudence le permet; la dilatation immédiate
intervient seulement pour conserver le bénéfice procuré
par le bistouri ; autrement dit, au moment de l'opération, on
incise beaucoup et on dilate peu. Dans celle-là, on incise
peu et l'on dilate beaucoup. Le Dr Symington a eu recours avec
succès à ce *modus faciendi* dans le cas suivant. (*Archives
de Tocologie*, 1877.)

Une femme de 28 ans, mariée depuis un an, n'avait jamais
pu remplir ses devoirs d'épouse. Le toucher vaginal fit
découvrir, à environ 6 centimètres au-dessus de la fente
vulvaire, une sorte de diaphragme. A son centre il y avait
un petit orifice admettant la sonde utérine.

Après avoir éthérisé la malade, le Dr Symington introduisit un petit spéculum dans le vagin, et pratiqua trois
petites incisions sur la membrane obturatrice, de manière
à permettre l'introduction d'un dilatateur de Simpson.
L'instrument fut graduellement dilaté jusqu'à ce que la membrane eût cédé. Un tampon imbibé de glycérine et de laudanum
fut ensuite placé dans le vagin. La malade n'eut aucun acci-

dent inflammatoire. Elle porta, pendant plusieurs semaines, un dilatateur en verre de Sims, et la guérison fut aussi complète que possible.

Un an après l'opération, il n'existait aucune rétraction cicatricielle et les rapports n'étaient pas douloureux.

Guillemeau préconisait déjà, au dix-septième siècle, soit la lacération avec dilatation immédiate, soit l'incision avec dilatation consécutive.

Si la callosité était si dure, dit-il (comme il peut arriver par la longueur du temps), que lesdites parties soient reprises sans avoir pu être ramollies, il faudrait premièrement y faire quelque section, afin de faciliter la dilatation, puis on introduirait un dilatateur. La dilatation étant faite, on introduit un pessaire d'argent(1), de la grosseur et grandeur de la verge d'un homme, lequel y demeurera trois jours entiers, afin que ce qui a été coupé et dilacéré ne se reprenne.

Les trois jours écoulés, ce pessaire est ôté et on en remet d'autres, faits avec des linges chargés et couverts de remèdes suppuratifs et digestifs ; puis on se sert de pessaires de plomb.

Le spéculum y sera souvent appliqué, afin de rendre toujours la partie plus large, car les membranes se remettent difficilement en leur nature (Guillemeau).

Cette tendance à la rétraction cicatricielle, qui caractérise la méthode sanglante, ne serait pas à redouter avec le galvano-cautère.

Ainsi, une femme de 29 ans, mariée depuis six ans, n'avait

---

(1) Les pessaires anciens étaient, soit des médicaments dont on imbibait ordinairement de la laine roulée sur une plume (Littré), soit des cylindres faits d'une substance solide et résistante, qu'on introduisait dans le vagin pour en écarter les parois.

pu encore recevoir son mari, à cause de l'étroitesse de la vulve, et des douleurs que toute approche lui occasionnait. Des végétations en champignons, suite sans doute de la rupture de l'hymen et tenant la place des caroncules, oblitéraient l'ouverture. On avait essayé, mais en vain, de l'élargir avec des mèches. Broca excisa les végétations avec des ciseaux, et essaya aussi la dilatation par des mèches; on put bientôt introduire le doigt, puis la douleur revint et le resserrement aussi.

Deux ans après la première opération, Broca fit avec le galvano-cautère quatre incisions latérales, deux supérieures et deux inférieures, d'un centimètre environ. Il n'y eut point d'accident consécutif. Le vagin s'élargit, la douleur cessa et le mari fut, dit-il, très satisfait.

On prétend, dit Courty, que l'électrolyse est un excellent moyen de diérèse, auquel on attribue l'avantage, bien problématique encore, de donner naissance à un tissu extensible au lieu du tissu rétractile habituel des cicatrices.

M. Le Fort a employé ce procédé pour créer un vagin artificiel chez une femme qui avait déjà subi onze opérations sanglantes. Il obtint un beau résultat, et, à la fin du traitement, on pouvait introduire un spéculum ordinaire.

Ce moyen mérite donc d'être pris en considération.

L'avenir nous apprendra si les modifications, apportées dans l'application de la diérèse sanglante, présentent des avantages notables.

§ 3. — DE L'EXÉRÈSE.

1° *Exérèse proprement dite*. — C'est le traitement le plus simple et le plus facile, lorsque le cas s'y prête, bien entendu. Existe-t-il, par exemple, une bride venant s'insérer sur les parois du vagin, une cloison longitudinale étroite, on excise ces tissus à chaque extrémité. Y a-t-il une tumeur rétrécissant la lumière du conduit vulvo-vaginal, on en fait la section ou l'ablation. On emploie soit la ligature, soit le thermo-cautère ou le galvano-cautère, soit l'écraseur linéaire. Chassaignac, cela va de soi, recommande d'une façon toute particulière ce dernier instrument, et il cite à ce propos (Société de chirurgie, 1859), l'observation d'une jeune femme qui, ayant eu un enfant à 20 ans, se plaignait d'éprouver des douleurs assez vives dans les rapprochements sexuels; elle demandait une opération pour remédier à cet état.

A l'entrée du vagin, il y avait une bride paraissant verticalement dirigée à sa partie supérieure et transversalement à sa partie inférieure. Pour débarrasser complètement cette femme et ne pas laisser des languettes saillantes qui la gêneraient, Chassaignac appliqua un écraseur aux parties supérieure et inférieure de la vulve. Il obtint le résultat cherché.

Quand on aura fait l'ablation d'une tumeur implantée sur les parois vaginales par un large pédicule, il faudra, pour éviter la rétraction cicatricielle, placer dans le vagin, après l'opération, un corps dilatant qui en maintienne les parois écartées.

On conçoit que nous n'insistions pas longuement sur ce procédé, dont les indications, peu nombreuses, s'imposent en quelque sorte d'elles-mêmes.

2° *Cautérisation*. — Dans quelques cas d'hyperesthésie vulvaire et vaginale amenant le rétrécissement spasmodique du vagin, la cautérisation est parfois utile, surtout si l'on rencontre une lésion locale pouvant être considérée comme la cause du vaginisme. Ce traitement ne réussira pas toujours, loin de là, mais comme il est complètement inoffensif, il peut être essayé. Voici un cas où il a été suivi de succès.

Le Dr M... (Thèse de Lutaud), a vu une femme de 21 ans, mariée depuis huit mois, qui depuis quelque temps ne pouvait pas avoir de relations avec son mari, à cause de la vive douleur qu'elles provoquaient. La vulve et les petites lèvres n'étaient pas enflammées, l'introduction dans le vagin de la pulpe de l'index déterminait de grandes souffrances, et on remarquait sinon une constriction, du moins une tonicité notable du sphincter. Le vagin était fort peu dilaté. Au niveau de la fourchette, il y avait trois ou quatre petites ulcérations à peine visibles, lesquelles avaient évidemment produit le vaginisme. Au moyen de bains généraux, *de lotions astringentes*, de poudre de bismuth, la guérison eut lieu en quelques semaines.

Il est évident qu'il serait tout à fait irrationnel de transformer la cautérisation modificatrice en cautérisation destructive, quelle que soit la variété de l'élytrosténie, parce que la rétraction cicatricielle rétrécirait à ce point le canal, qu'il ne pourrait plus du tout remplir les fonctions auxquelles il est destiné.

Dans le traitement du vaginisme, Marion Sims combine l'excision aux deux méthodes précédemment décrites.

1° Il saisit l'hymen avec une pince (la malade étant couchée sur le côté gauche), et il l'excise sur toute sa circonférence. Trois ou quatre jours après, la cicatrisation a eu lieu et l'on peut passer au second temps.

2° La malade est chloroformée; l'index et le médius de la main gauche sont introduits dans le vagin, puis il les écarte latéralement le plus possible en déprimant la fourchette, alors il entame profondément le sphincter vaginal d'un côté de la ligne médiane, en dirigeant cette incision de haut en bas pour l'arrêter au raphé du périné. Cette incision forme le côté d'un X, et doit avoir deux pouces de longueur.

3° La malade doit porter pendant un certain temps un dilatateur ; Marion Sims se sert d'un dilatateur en verre. On l'introduit vingt-quatre heures après l'opération et on le laisse de deux à quatre heures en place à chaque séance. On fait cela pendant trois semaines.

Au moyen de ce procédé, Marion Sims n'a jamais eu d'insuccès.

L'étude que nous venons de faire serait incomplète, si nous ne nous empressions d'ajouter qu'il faut ordonner le repos absolu au lit à toute malade opérée d'élytrosténie, au moins durant les premiers jours du traitement. Ce conseil est surtout nécessaire lorsqu'on a fait usage de la méthode sanglante.

§ 4. — DE L'EXPULSION PRÉMATURÉE DU PRODUIT DE LA CONCEPTION.

Examinons maintenant un cas de pratique de la plus haute importance : une femme affectée de rétrécissement est devenue enceinte, et elle consulte le chirurgien à une époque plus ou moins avancée de sa grossesse ; quelle sera la conduite de celui-ci ? Devra-t-il espérer que les seuls efforts de la nature triompheront de la résistance opposée à la parturition ? Ou bien, redoutant les conséquences funestes dont nous avons parlé, devra-t-il pratiquer, soit un avortement, soit un accouchement prématuré artificiel ? Ou bien encore, dernière question, doit-il, pendant la grossesse, malgré la grossesse, combattre l'élytrosténie, afin de rendre possible l'accouchement naturel ? La solution de ces questions est difficile, car il n'est pas rare de voir les cas les plus désespérés tromper l'attente du chirurgien, et se terminer de la façon la plus simple. Mais beaucoup ont préféré ne pas laisser une femme atteinte d'élytrosténie exposée aux hasards d'un accouchement à terme.

Ainsi, Oldham a soigné une dame atteinte d'un rétrécissement consécutif à une ulcération produite par le forceps : c'est à peine si la première phalange de l'index pouvait passer. Sur un point, la cicatrice faisait une saillie pointue dans le vagin. La malade était enceinte et l'état des parties était tel qu'elle courait beaucoup de danger, si l'on attendait l'époque naturelle du travail. Oldham sectionna d'abord la cicatrice, puis, sans faire courir aucun danger à la mère, détermina un accouchement prématuré.

Jacquemier a rapporté l'observation d'un avortement provoqué à cause d'une atrésie considérable et étendue du vagin consécutive à une gangrène de ce canal. Il n'affirme pas, d'une manière absolue, qu'un obstacle de ce genre ne peut jamais donner lieu à une indication légitime de provoquer l'avortement, mais il rappelle que dans ces cas la nature et l'art possèdent des ressources précieuses pour triompher de l'obstacle, sans dommages sérieux pour la mère et pour l'enfant.

Assurément, la nature seule agit parfois d'une façon merveilleuse, surtout lors de rétrécissement congénital. Assurément elle peut, malgré un vagin dont le calibre admet difficilement une sonde (nous en avons cité des exemples) permettre à la parturition de s'accomplir normalement; mais, nous l'avons dit, ce sont là d'heureuses exceptions à la règle générale, et le chirurgien qui les prendrait pour guide s'exposerait à de cruels déboires. Ne vaut-il pas mieux considérer toute élytrosténie comme une cause de dystocie qui met en péril les jours de la mère et ceux de l'enfant? En conséquence, n'est-il pas préférable d'intervenir au moment où le volume du fœtus n'estp as encore à ce point disproportionné à la capacité du vagin, que les choses ne puissent plus se passer d'une façon naturelle?

Lorsque le rétrécissement est très prononcé (surtout s'il s'agit d'un rétrécissement cicatriciel), lorsqu'il paraît inextensible, lorsque la femme est déjà avancée en âge, etc., etc., il faut agir le plus promptement possible et demander à l'art ce que la nature est impuissante à donner (1). Le médecin, dans le cas présent, ne doit prendre conseil que de sa conscience, et quand, après un examen approfondi de la question, il croira devoir intervenir, qu'il le fasse sans hésiter. Si, plusieurs médecins ayant été consultés, quelques-uns ne sont pas de son avis et que leurs objections ne lui paraissent pas fondées, qu'il n'en tienne aucun compte, et provoque l'accouchement, après avoir obtenu l'assentiment de la famille, cela se conçoit, et particulièrement de la femme dont l'opinion, dans le cas présent, est toute puissante. D'ailleurs dans l'incertitude où l'on est au sujet de l'issue de la grossesse, en cas d'élytrosténie très accentuée, ne vaut-il pas mieux intervenir hâtivement, que d'attendre trop longtemps, à moins cependant que la mère n'en décide autrement? La morale ne peut qu'approuver une telle conduite, car, dit Dubois, toutes les fois que l'accouchement provoqué est pratiqué au grand jour, par un homme de l'art, et dans un but d'utilité et d'humanité, la conscience du médecin doit être en repos.

A quelle époque doit-on provoquer l'expulsion du fœtus? La réponse est la même qu'en cas de rétrécissement du bassin, c'est-à-dire que l'accouchement doit être pratiqué,

---

(1) Nous ne parlons pas ici des rétrécissements spasmodiques, lesquels permettent toujours l'accouchement.

quand on estime que le volume de l'enfant va devenir supérieur au calibre du conduit vulvo-vaginal, si l'on attend encore.

Mais avant d'en arriver à ce parti extrême, il est préférable de tenter la cure de l'élytrosténie en employant la dilatation, alors même que le rétrécissement confinerait à l'atrésie. On peut ainsi obtenir quelquefois un brillant résultat. Ce ne sera que si l'inefficacité de la dilatation est bien démontrée qu'on agitera la question de l'expulsion prématurée du fœtus. Il est inutile de faire remarquer que ces tentatives de dilatation ne sont permises que quand on peut temporiser.

Lorsque l'élytrosténie ne sera pas très prononcée, on n'interviendra qu'au moment de l'accouchement.

Si l'on peut discuter la question d'accouchement prématuré, lorsque la sténose est produite par un vice quelconque des parois propres du conduit vulvo-vaginal, il n'en est plus de même quand une longueur démesurée de la symphyse pubienne ou une tumeur volumineuse et inopérable rétrécit la lumière du canal, Il n'y a, alors, plus de doute possible, il faut pratiquer l'avortement, le plus tôt qu'on pourra, car un accouchement à terme aurait des conséquences redoutables.

En dehors de l'état de gestation, les femmes dont la symphyse pubienne présente une longueur exagérée, ne peuvent suivre aucun traitement susceptible d'améliorer leur état, et, pour qu'elles remplissent leurs devoirs d'épouse, il faut leur conseiller de prendre une position particulière pendant l'acte conjugal, laquelle rendra possible la conjonction sexuelle.

ARTICLE II.

AU MOMENT DE L'ACCOUCHEMENT.

Que doit faire le chirurgien qui n'a connaissance de l'élytrosténie qu'au moment de l'accouchement? Sa conduite devra s'inspirer du siège, de la nature, du degré et de la dilatabilité du rétrécissement.

D'abord, il peut arriver que la vulve présente une telle étroitesse, que les contractions les plus fortes de la matrice ne suffisent pas à faire franchir ce détroit à la tête de l'enfant. La rupture plus ou moins étendue du plancher périnéal devient imminente; comment doit agir l'accoucheur? Il est tout à fait hors de propos, dit Churchill, d'abandonner les choses à la nature. En effet, le danger de l'angustie vaginale au moment du travail, ne vient pas seulement de ce que l'espace restant pour le passage du fœtus est plus étroit; mais encore de ce que l'inflammation a modifié la structure de tous les organes adjacents. Le vagin est moins en état de supporter une dilatation forcée, et si la portion rétrécie arrête trop longtemps la tête au passage, il se fera très probablement au-dessus de l'obstacle, soit une rupture, soit une large déchirure : deux organes distincts se trouvent réunis, et ainsi se produit une des plus affreuses calamités qui puissent arriver à la femme.

Il faut donc que le chirurgien intervienne pour mener l'accouchement à bonne fin. Nous allons passer en revue les diverses méthodes auxquelles il peut recourir.

L'intervention la plus simple et la moins dangereuse, lorsqu'elle est possible, est une application de forceps. Quand l'élytrosténie n'est pas très prononcée, elle donne un beau résultat dans la plupart des cas ; mais quand la sténose est accentuée, il n'est pas prudent de recourir à cet instrument, car, non seulement l'espoir de conserver la vie de l'enfant ne sera pas réalisé, mais encore on fait courir à la mère les plus graves dangers : rupture du périnée, déchirure du vagin, etc., etc. Cependant on a vu des applications réitérées de forceps triompher d'un rétrécissement en apparence infranchissable. Cazeaux, par exemple, raconte avoir assisté à l'accouchement d'une femme enceinte pour la seconde fois et arrivée au terme de la grossesse. Elle était en travail depuis le vendredi soir : c'était le dimanche matin. On tenta deux applications de forceps, mais sans résultat. Au moment où Cazeaux la vit, la tête, plongée dans l'excavation, reposait sur le plancher du bassin. Il existait à la commissure postérieure de la vulve une bride transversale, de l'épaisseur d'une grosse plume d'oie, formée par un tissu très dur et comme cartilagineux, laquelle était consécutive à une déchirure considérable du périnée survenue à son premier accouchement. Pendant deux heures, la tête n'avança pas d'un millimètre. On tenta alors une nouvelle application de forceps, et après trois quarts d'heure, la tête franchit la vulve. Le périnée, très bien soutenu par un aide, n'offrit pas la moindre déchirure.

Serait-il prudent, le cas échéant, d'imiter la conduite de Cazeaux ?

Il vaut bien mieux, ce nous semble, pour les raisons que nous donnions plus haut, intervenir avec l'instrument tranchant. Nous dirons avec Kask, qu'abandonner ces cas à eux-mêmes, c'est faire courir des risques de mort à la malade, tandis que, avec le bistouri, le succès est presque assuré.

On a conseillé de débrider l'anneau vulvaire au niveau de

la commissure postérieure. Mais, ainsi que l'observe très justement le D' Butignot, faire sur la ligne médiane une incision unique, quand l'étroitesse de la vulve exigerait un débridement étendu, cela constituerait à peu près l'accident qu'on voulait éviter.

Et de fait, Stolz avance que l'étroitesse de la vulve, si commune chez les primipares, et si fâcheuse au point de vue des retards apportés à l'expulsion du fœtus, et la résistance trop grande du plancher périnéal chez les primipares avancées en âge, peuvent exiger l'intervention de l'accoucheur. Il faut alors, dit-il, séparer les parties par une incision longitudinale prolongée jusque dans le périnée ; mais si l'on a lieu de supposer que le cercle de l'orifice vaginal résiste, on doit faire des incisions multiples à droite et à gauche, ainsi qu'au milieu de la circonférence inférieure de l'orifice, sans y comprendre la fourchette elle-même, à moins que l'on ne veuille opérer en même temps sur le périnée.

M. Eschelberg a proposé une incision uni ou bilatérale, suivant le besoin. De cette façon, la déchirure n'est pas à craindre et la cicatrisation est facile. Il conseille de faire ce débridement avec le bistouri de Pott, introduit à plat entre la tête du fœtus et l'anneau vulvaire, pendant l'intervalle qui sépare les douleurs. Puis, quand la douleur survient, il dirige le tranchant en bas et en dehors, s'inquiétant peu de l'étendue de l'incision qui se fait ainsi pendant la contraction utérine, par la pression de la tête du fœtus elle-même. M. Cazeaux partage cette opinion : il faut chercher, dit il, à borner l'étendue de l'incision au degré nécessaire pour le passage de la tête. Le D' Butignot, dans un cas, s'est servi de ciseaux. Telle était aussi la coutume de Depaul. Telle est celle de Pénard, etc., etc.

Lorsqu'il n'y a plus seulement rétrécissement physiologique, mais coarctation cicatricielle de l'entrée du vagin, la conduite à tenir est la même. Ainsi, le Dr Anselmier (1859) fut consulté par une primipare, âgée de 22 ans, vers la fin du huitième mois de sa grossesse. Il ne put pratiquer le toucher. A 18 ans, Mme H... avait eu un engorgement du col pour laquelle on avait fait une cautérisation au fer rouge. A partir de ce moment, les approches de son mari lui sont devenues très pénibles. L'entrée du conduit génital permet difficilement l'introduction d'une sonde ordinaire de femme. L'angustie est limitée à cette partie de l'organe. Les téguments qui forment le rétrécissement sont devenus excessivement résistants, sans aucune élasticité, on dirait qu'ils sont formés seulement de tissu fibreux.

Le débridement multiple paraissait indiqué; toutefois le Dr Anselmier fut d'avis de le différer jusqu'au moment de l'accouchement.

Quand les douleurs devinrent fréquentes, après six heures de travail, il incisa la bride fibreuse à droite, à gauche et en arrière, se servant pour cela d'un bistouri boutonné, glissé sur une sonde cannelée d'abord, puis guidé par l'index gauche, dès qu'il put l'introduire.

Dans les grandes douleurs, les incisions se prolongèrent en éraillures. Un spéculum bivalve fut introduit dans le vagin dès le huitième jour et laissé en place deux heures tous les jours. Le vingt-cinquième jour, la cicatrisation était complète. Le conduit génital conserva son calibre ordinaire.

Nægelé dit aussi qu'il ne faut pas sectionner les parties résistantes, avec le bistouri ou les ciseaux, avant que l'accouchement soit en train, car on ne peut prévoir si l'opération sera réellement nécessaire, et, d'un autre côté, on risquerait de provoquer prématurément le travail.

Il n'y aurait, par conséquent, aucun inconvénient à pratiquer ces incisions de bonne heure, lorsqu'on jugerait l'avortement nécessaire ; dans ce cas, au contraire, les incisions pourraient être un adjuvant utile.

L'accoucheur devra se comporter de même vis-à-vis d'un rétrécissement, siégeant à la partie supérieure du vagin. Ainsi, une femme avait un rétrécissement du vagin situé à 5 centimètres de la vulve et n'admettant que l'hystéro-mètre. A sept mois de grossesse, le travail se déclara, mais le point rétréci ne se dilatait pas et opposait un obstacle infranchissable au passage du fœtus. M. Dolbeau (1866) pratiqua avec un lithotome double un débridement bilatéral de l'orifice rétréci. Le fœtus fut expulsé immédiatement après.

Pour faciliter la distension du conduit vulvo-vaginal rétréci, Hamilton, Davis et d'autres conseillent de pratiquer de larges saignées. Kennedy a employé aussi l'émétique ; mais, dit Churchill, on ne peut fonder quelque espoir sur ces moyens que si les cicatrices sont extensibles, et si le vagin n'est pas trop resserré.

Si l'incision ne suffit pas à amener la terminaison de l'accouchement, il faut, sans hésitation aucune, tenter de conserver l'existence de la mère et faire le sacrifice de celle de l'enfant, laquelle est en somme problématique, en recou-rant à l'embryotomie.

Ainsi Muro, au rapport de Churchill, a vu une femme dont le vagin était arrivé à un tel degré d'étroitesse, à la suite d'un travail pénible, qu'il paraissait oblitéré. La malade étant devenue enceinte, il se fit un avortement au cinquième mois. Le Dr Muro jugea nécessaire d'inciser le vagin et de faire la crâniotomie. La malade se rétablit et l'on fit en sorte de maintenir le canal perméable.

Dans un cas de Sawyer, le rétrécissement siégeait à une distance de deux pouces à peu près de l'orifice externe. La malade était en train d'accoucher et il fallut sectionner ce rétrécissement qui avait une épaisseur de 1 centimètre. Malgré cette opération, on dut faire la crâniotomie. La malade guérit.

Enfin, nous rappellerons qu'on a été quelquefois obligé de recourir à l'opération césarienne.

Dans ces divers cas, l'inflammation péritonéale ou vaginale est toujours à craindre. C'est pourquoi il faut, comme nous l'avons dit déjà, ordonner un repos absolu au lit, des injections vaginales chaudes, du mercure.

Dans ces divers cas, il faut donner tous ses soins à soutenir le périnée. C'est une règle, féconde en avantages, pour tout accouchement en général; mais dans le cas particulier, c'est une loi, dont la violation peut être extrêmement préjudiciable aux intérêts de la femme.

ARTICLE II.

APRÈS L'ACCOUCHEMENT.

Un seul conseil, mais un conseil de la plus haute valeur : après l'accouchement, le médecin doit porter toute son attention sur l'état des parties, afin que la cicatrisation ne les réunisse pas. Nous avons longuement exposé ce qu'il fallait faire pour éviter ce fâcheux résultat.

Nous allons maintenant rapporter dans tous ses détails une observation extrêmement intéressante à tous égards. Nous la croyons assez importante pour constituer à elle seule un chapitre.

CHAPITRE VIII.

Madame X..., âgée de 33 ans, demeurant à Paris, rue de Rennes, est d'un tempérament éminemment lymphatique. Elle eut, pendant son enfance, des symptômes de strume et fut atteinte successivement de pleurésie, de variole et de fièvre typhoïde. Son père est mort phthisique à 42 ans. Sa mère, actuellement bien portante, offre une particularité bien remarquable du côté des voies génitales : il y avait également chez elle un rétrécissement du conduit vulvo-vaginal, moins prononcé toutefois que celui dont Mme X... est affectée. Tous ses accouchements furent très difficiles : le premier ne put se terminer que par l'embryotomie ; à la suite de cette laborieuse parturition, il se produisit une fistule vésico-vaginale, dont la guérison n'eut lieu qu'au bout d'un an. Le célèbre Nélaton lui donna ses soins. Dans les autres accouchements, on fut obligé d'employer le forceps.

Mme X... fut réglée à 15 ans ; la première menstruation fut très douloureuse, mais peu abondante. Pendant trois mois, l'écoulement resta le même, puis il disparut pour ne reparaître qu'à l'âge de 16 ans. Depuis cette époque, il y eut de la dysménorrhée, laquelle ne fit que s'accroître au fur et à mesure que Mme X... avançait en âge ; plus tard, il survint de l'aménorrhée. Notre cliente atteignait alors sa vingtième année.

Six mois après son mariage, elle reçut les soins éclairés de M. le Dr Brocq, directeur de l'Asile des aliénés d'Évreux. La mère de Mme X... ayant dit au médecin « que sa fille n'était pas faite comme tout le monde », celui-ci l'examina, et l'engagea à se rendre à Paris où l'on ferait le nécessaire.

Quelques années plus tard, une bronchite légère l'obligea à demander les conseils de notre estimable confrère, le Dr Magnin, de Bourbonne-les-Bains. Mme X... lui ayant parlé du mauvais état de ses règles, il voulut recourir au toucher vaginal qui, seul, pourrait l'éclairer sur la cause de dysménorrhée. Il essaya en vain de le pratiquer. Les tentatives qu'il fit dans ce but et les craintes de la malade, d'un naturel fort timide, la jetèrent dans un tel état de surexcitation, que notre confrère, croyant avoir affaire à un cas de vaginisme, prescrivit à l'intérieur du bromure de potassium, et, à l'extérieur, des applications de pommade belladonée et l'introduction de mèches enduites de la même substance narcotique.

Ces mèches ne purent être employées, non point à cause de la douleur que leur simple contact occasionnait, mais à cause des manœuvres de dilatation portant sur un plan charnu presque complètement obturé.

L'année suivante, sur les conseils d'une amie, Mme X... s'adressa à Mme Z... R..., sage-femme, 83, rue du Cherche-Midi. Elle lui prescrivit des injections, que la malade fut incapable de prendre, ce que M$^{m^,}$ Z... aurait pu prévoir, si elle avait simplement visité Mme X...

Sur ces entrefaites, une dame de sa connaissance, que nous avions été assez heureux de guérir d'une maladie très grave, l'engagea à nous demander conseil.

Voici quel fut le résultat de notre premier examen (avril):

Nous essayâmes, mais sans pouvoir y parvenir, de pratiquer
le toucher vaginal.

Priant alors Mme X... de se placer en pleine lumière sur
un fauteuil spéculum, nous constatâmes ceci :

La configuration extérieure de la vulve est normale. En
écartant les grandes lèvres, on voit que les nymphes limi-
tent un espace ovalaire, du volume d'une petite amande,
percé à sa partie supérieure d'un orifice, n'admettant pas
même l'extrémité du cathéter utérin. Ce plan charnu se continue directement avec le périnée et remplace bien évidemment l'orifice vulvo-vaginal. Le méat urinaire et le clitoris
offrent l'aspect et la conformation ordinaires.

Par l'ouverture signalée, nous introduisons un stylet.
Celui-ci parcourt un trajet rectiligne d'environ 6 centimètres. Arrivé à ce point, il paraît se mouvoir avec une facilité relative, montrant ainsi que la partie profonde du conduit est moins étroite.

Y avait-il une matrice? Question bien importante à résoudre à plusieurs points de vue. *A priori*, il était fort probable
qu'elle ne faisait pas défaut; car si, d'un côté, le léger écoulement de sang que perdait la malade, au moment de ses
règles, pouvait être attribué à un suintement de celui-ci au
travers des parois vaginales (on en a cité des exemples);
d'un autre côté, le développement normal chez M^mo X..., de
tous les attributs qui caractérisent extérieurement le sexe
féminin, permettait de regarder comme très vraisemblable
la bonne conformation des parties internes de la génération.

Nous ferons remarquer que le mont de Vénus était aussi
abondamment fourni que possible (1).

____

(1) D'après Puech, Martineau et plusieurs autres auteurs, la glabréité du mont de Vénus est l'indice certain d'un vice de confor-

L'examen direct pouvait donc seul nous donner la certitude. L'exploration rectale, aidée du cathétérisme vésical, nous fît sentir un petit corps dur interposé entre le bec de la sonde et la pulpe du doigt : c'était bien évidemment l'utérus ; nous en reparlerons plus loin, quand le toucher vaginal devenu possible, nous permettra de décrire l'état du petit bassin.

Est-il besoin d'ajouter que le vice de conformation, dont Mme X... était atteinte, rendait tout rapprochement sexuel impossible ? En effet, mariée depuis neuf ans, elle n'avait jamais pu remplir ses devoirs d'épouse. C'est alors que le sentiment de la maternité, se réveillant tout à coup en elle, l'engagea à consulter un médecin.

Deux questions nous étaient posées : 1° Une opération pouvait-elle remédier à l'infirmité de M^{mo} X...? 2° La conception était-elle possible ?

Nous étions en présence d'une élytrosténie congénitale considérable, qui ne permettait pas de nous rendre un compte exact de l'état de la matrice, et de juger si elle pourrait faire les frais d'une grossesse. Craignant que quelque malformation incurable de l'utérus, coïncidant avec le vice de développement du vagin, ne rendît M^{mo} X... à jamais stérile, nous nous réservâmes de ne répondre à la seconde question que le jour, où nous pourrions faire de l'organe un examen approfondi. Quant aux rapprochements sexuels, nous crûmes pouvoir affirmer que, selon toute probabilité, ils deviendraient possibles.

Le traitement fut institué au commencement de juin, et,

---

mation des organes génitaux internes, ordinairement de l'absence de l'utérus ; mais il faut des observations beaucoup plus nombreuses pour donner à cette remarque force de loi.

dès les premiers jours du mois d'août, nous avions obtenu un succès complet.

La marche suivie a été celle-ci :

Voulant mettre à profit l'existence du canal filiforme, représentant le canal vulvo-vaginal, nous prîmes la résolution d'employer la dilatation graduelle, nous promettant de la remplacer par une autre méthode, si, après un certain laps de temps, elle n'avait pas amené dans le calibre du vagin de modifications notables.

Nous fîmes d'abord usage de bougies en gutta percha, dont le volume fut progressivement augmenté. A chaque séance, nous passions plusieurs bougies; ces manœuvres n'occasionnaient à la malade que très peu de douleur. A la fin de la première séance, nous pûmes introduire dans le canal un cathéter utérin de calibre ordinaire.

Trois jours après, le 10 juillet, nous renouvelâmes cette opération, ainsi que le 14 et le 18. Dans l'intervalle des séances, nous laissions dans le conduit de petits cylindres de laminaire d'abord, et plus tard d'éponges préparées; de cette façon, la dilatation n'était pas interrompue.

Le 20 juillet, le diamètre du canal était suffisant pour admettre facilement une sonde de femme.

Le 21 du même mois, Mme X... étant anesthésiée, un dilatateur trivalve fut introduit dans le vagin, et ouvert avec force. La malade perdit quelques gouttes de sang. Malgré l'écart donné à l'instrument, le calibre du vagin après l'opération ne fut que médiocrement modifié. A son réveil, la malade éprouva de vives souffrances; cependant, elle se leva dès le lendemain, et put vaquer à ses occupations.

Le 25, les dimensions du vagin étaient restées les mêmes, grâce à la présence de l'éponge préparée, qui demeura en permanence dans le canal. Le traitement fut alors repris. Chaque séance consistait non plus en une dilatation lente et graduelle comme autrefois, mais en une vraie dilatation forcée que nous exécutions, tantôt avec le doigt indicateur, qui, recourbé en crochet, prenait successivement, d'avant en arrière et d'arrière en avant, un point d'appui sur la paroi vaginale inférieure et soulevait la paroi supérieure ; tantôt avec un petit spéculum dont les valves, lentement écartées au moyen d'une vis, étaient maintenues en place pendant plusieurs minutes.

Le 8 août, un spéculum ordinaire put être introduit. A cette époque, notre tâche était donc terminée : c'était désormais au mari qu'incombait le soin de continuer notre œuvre.

L'examen de Mme X... était maintenant facile ; il nous donna les résultats suivants :

Le doigt pénètre facilement dans le vagin, mais sent très nettement le rebord tranchant de la symphyse pubienne, dont le diamètre vertical est plus grand que de coutume. Les branches descendantes du pubis forment un angle moins ouvert qu'à l'état normal ; elles sont également plus courtes et offrent une saillie très marquée au niveau de leur rencontre avec les branches ascendantes de l'ischion. Le doigt suit aisément la branche descendante du pubis, l'ischion, le grand et le petit ligament sacro-sciatique, enfin le coccyx. Le promontoire est un peu saillant, et la partie inférieure du sacrum très incurvée ; celle-ci se termine par le coccyx, dont la direction est ici extrêmement remarquable ; il forme avec l'os sacré un angle droit, dont l'ouverture est dirigée du côté du petit bassin. Cet os est absolument immobile : il y a ankylose de l'articulation sacro-coccygienne. A quel moment s'est-elle produite ? Est-ce pendant la vie intra-utérine, est-ce plus tard ? Il est probable qu'elle est congénitale.

Il y a donc, en résumé, un léger rétrécissement du bassin osseux et particulièrement du détroit inférieur, lequel, au lieu de mesurer 11 centimètres, dans son diamètre coccy-pubien, n'en mesure que 8 et demi.

Passons maintenant à l'examen des parties molles : du côté du vagin, nous ne notons rien de spécial, mais l'utérus présente des particularités intéressantes. Au fond du conduit, on sent une petite saillie mamelonnée, atteignant à peine le volume d'une noisette ; au toucher, elle paraît dépourvue de tout orifice. La palpation bi-manuelle, pratiquée avec soin, ne permet pas de sentir le corps de l'utérus. A l'examen au spéculum, on constate que l'orifice externe du col utérin extrêmement rétréci, est latéral et formé par une sorte de repli valvulaire. Cette valvule, qui très probablement aurait été un obstacle à la fécondation, est sectionnée sur-le-champ. Regardant comme anormale l'étroitesse du canal cervical, nous le dilatons au moyen de tiges de laminaire. La cicatrice résultant de la section de la valvule, qui obtu-rait l'entrée du col, ne laissa aucune trace, et l'orifice du museau de tanche ne fut pas rétréci.

Donnant alors à un long stylet d'argent la forme d'un ca-théter, nous explorons la cavité utérine. Arrivé à une distance maximum de 4 centimètres, à partir de l'orifice externe du museau de tanche, le stylet se trouve arrêté. Le toucher rectal nous fait reconnaître qu'il est parvenu au fond de ce corps dur que nous avons vu représenter l'uté-rus. Il y a là évidemment ce que le Dr A. Puech appelle un utérus pubescent.

Nous pensions que, Mme X... étant maintenant dans des conditions normales de vie sexuelle, les rapports exerce-raient une heureuse influence sur cet organe, dont le dé-veloppement semblait avoir été entravé. Nous nous pro-mettions d'ailleurs de faire suivre à notre cliente un traite-ment approprié : électrisation de l'utérus, etc. Toutes ces causes réunies devaient, selon nous, amener un changement dans le volume de la matrice, et nous étions fondé à espérer la guérison de ce vice de conformation, ainsi d'ailleurs que le Dr A. Puech en a rapporté quelques exemples dans son Mémoire sur l'utérus pubescent (Annales de gynécologie, 1877). Il est important d'ajouter qu'il était survenu de notables modifications dans l'état de la menstruation. Trois semaines après sa guérison, Mme X... eut ses règles; ce n'étaient plus, comme autrefois, quelques gouttes de sang pâle, tachant le linge en jaune (1), c'était du sang menstruel bien rouge, qui pendant trois jours coula abondamment.

Sur ces entrefaites, Mme X... devint enceinte. La grossesse suivit son cours normal. Le développement de l'abdomen était énorme, et les battements du cœur du fœtus extrêmement énergiques. Notons ici une circonstance, dont nous allons voir de suite l'utilité pratique : Mme X... cessa de voir son mari à partir du jour où elle s'aperçut de son état de grossesse. Aussi, malgré le travail particulier inhérent à l'état de gestation, qui, hypertrophiant et dilatant les tissus, les prépare à l'acte important de la parturition, malgré ce travail, disons-nous, le vagin redevint étroit, et, vers le septième mois de la gestation, le toucher vaginal était impossible.

Dans ces conditions, nous ne crûmes pas prudent d'attendre que les seuls efforts de la nature expulsassent le produit de la conception. Voici les principaux motifs qui nous guidaient :

1° Antécédents maternels (on se rappelle que le premier-né de la mère de notre cliente avait subi l'embryotomie, et que la naissance des autres enfants avait été difficile).

2° Volume énorme probable de l'enfant (l'événement,

---

(1) Quelques années avant l'opération, il y avait même aménorrhée complète.

comme on le verra plus loin, a donné raison à cette prévision).

3° Rétrécissement du conduit vulvo-vaginal, lequel, bien que traité avec succès, s'était reproduit pendant la grossesse au point de ne plus permettre le passage du doigt (il y eut une déchirure étendue du périnée consécutivement à l'accouchement).

4° Légère étroitesse du bassin en général.

5° Rétrécissement très prononcé du détroit inférieur du petit bassin.

Toutes ces considérations justifiaient amplement, ce nous semble, notre résolution de provoquer l'accouchement prématuré, artificiel. Telle fut aussi la manière de voir de notre distingué confrère, le Dr Marchand, qui voulut bien nous donner son avis éclairé.

Bien convaincu de la nécessité d'une intervention, nous faisons cette opération le 20 juin, à 8 heures du matin. Comme, dans un cas précédent, nous nous étions servi avec avantage du dilatateur intra-utérin du professeur Tarnier, nous lui donnons cette fois encore la préférence. Grâce à un très petit spéculum, nous pouvons écarter suffisamment les parois du conduit vulvo-vaginal pour y introduire la tige métallique, manœuvre qui occasionne à la malade de vives souffrances, à cause de la dilatation forcée imprimée au canal. Le col laisse facilement passer l'instrument; l'ampoule est portée au delà de l'orifice interne, et l'injection est faite. Le conducteur métallique étant retiré, nous attendons.

Quelque temps après, les douleurs apparaissent, puis cessent au bout de six heures. Réappliquant le spéculum, nous trouvons l'ampoule dans le vagin, sans que le col paraisse dilaté. Nous la remettons en place, et bientôt les douleurs reviennent et durent une partie de la nuit. Elles se calment vers le matin, puis disparaissent complètement.

Une dernière fois, l'ampoule est réappliquée, et nous obtenons le même résultat négatif. — Notons que, pour faire traverser par l'ampoule le conduit vulvo-vaginal, le liquide dut être évacué chaque fois, car la lumière du canal n'était pas suffisante pour permettre le passage d'un corps aussi volumineux.

Vers la fin de la journée, comme le travail n'avait fait aucun progrès, comme Mme X..., énervée par ces douleurs qui ne produisaient aucun résultat, était impatiente de voir l'accouchement se terminer, nous perforons les membranes. Le travail se déclare alors rapidement et marche avec régularité, si bien que, vers 11 heures du soir, Mme X... met au monde un enfant mâle très bien conformé. Bien qu'âgé de sept mois et demi, il pesait 3.400 grammes. Sa tête était tellement déformée qu'il nous fut impossible d'en prendre les diamètres.

Malgré la précaution que nous eûmes de soutenir le périnée, pendant toute la durée de l'accouchement, il se produisit une déchirure, allant de la fourchette jusqu'à l'anus exclusivement. Application de serres-fines, compresses phéniquées. Huit jours après, guérison de la plaie.

Nous appellerons l'attention sur un point extrêmement intéressant : la dilatation graduelle du canal vulvo-vaginal était isochrone à la dilatation de la matrice, et au moment du passage du fœtus le calibre du vagin était presque normal. Nous ajouterons : 1° que pendant l'accouchement, l'ankylose de l'articulation sacro-coccygienne fut brisée, ce qui fit disparaître le rétrécissement du détroit inférieur du petit bassin; 2° que les phénomènes de la grossesse et de la parturition ont agi favorablement sur la capacité du vagin, de sorte que, si un second accouchement survenait, nous abandonnerions le travail à la nature, qui très probablement mènerait les choses à bien.

Pour terminer l'exposé de cette observation si remarquable à tant de points de vue, nous dirons que chez Mme X..., les suites de couches furent normales ; mais, sur le point de quitter le lit, elle commit une imprudence qui lui valut une péritonite très grave dont nous avons parlé ailleurs (1).

Cette observation est par elle-même suffisamment significative, pour que nous nous dispensions d'en mettre en relief les points les plus saillants. Après l'étude que nous venons de faire, nous pensons que tout commentaire serait superflu ; et il est aisé de voir que, dans le cas présent, nous avons strictement appliqué les principes développés dans le cours de ce travail.

(1) In : Du traitement de la péritonite aiguë (p. 65), par le Dr L. Debrand, Paris, 1882.

CHAPITRE IX.

Quelle est, au point de vue médico-légal, la situation
d'une femme à qui une étroitesse considérable du conduit
vulvo- vaginal ne permet pas de consommer l'acte conjugal ?
Son mari est-il autorisé à demander en justice la nullité du
mariage? La jurisprudence a résolu cette question d'une
façon bien différente, selon les époques.

Au moyen âge, ce point de droit n'était pas douteux,
ainsi qu'il appert de nombreux passages des anciens auteurs.

D'après Bodin (*République*, livre V, chap. VII), les canonistes ont permis aux hommes mariés à des femmes trop
étroites, de se remarier à une autre femme, après la séparation. Ils se fondent, dit Vincent Tagereau, sur ce qui est
écrit au Canon « *si quis acciperit* », à savoir que l'impossibilité de rendre le devoir auquel sont tenus les mariés l'un
envers l'autre, délie du lien du mariage, la consommation
de celui-ci, consistant, disent-ils, en la copulation charnelle,
sans laquelle l'homme et la femme ne peuvent être dits vraiment conjoints ni mariés.

Le Canon « *quod proposuisti* » pose la question suivante :
Que doit faire un mari, dont la femme est atteinte d'un dé-

faut qui la met hors d'état de remplir ses devoirs d'épouse?
Il répond : Il serait bon évidemment que les choses restas-
sent dans le *statu quo* et que le mari vécût dans la continence; mais comme cela n'est possible qu'à certaines âmes
d'élite, s'il ne peut pas vivre dans la continence, qu'il se re-
marie. Il y a cependant dans le Canon « *requisisti* » une
restriction ainsi formulée : qu'on garde comme sœur la
femme qu'on ne peut pas connaître comme épouse (1). (Lu-
cius, III.)

Au même endroit, il est écrit que le mariage peut être déclaré nul, si la femme est si étroite qu'elle ne puisse, par
aucun moyen, être rendue apte à la copulation charnelle.

Saint Thomas dit encore dans ses Sentences : l'homme,
plus que la femme, a besoin de chaleur dans l'acte du mariage; c'est pourquoi la frigidité qui rend l'homme impuissant ne rend pas la femme impuissante; mais il y a chez elle
un autre obstacle : l'étroitesse, et au sujet de ce vice organique, on peut porter le même jugement que sur la frigidité de
l'homme.

Dans tout mariage (Canon « *in omni* »), il y a conjonction spirituelle, laquelle est confirmée et rendue parfaite par l'union
corporelle; c'est pourquoi, si l'une ou l'autre fait défaut, le

---

(1) Il existait en Afrique, au ive siècle, une secte religieuse qui ob-
servait ce précepte : les abeliens. Regardant le mariage comme une
union purement spirituelle, ils voulaient qu'un mari vécût avec sa
femme comme avec une sœur. Cependant, ils réprouvaient le célibat, parce qu'il ne faut pas que l'homme reste seul. Un abelien devait se choisir une compagne, et passer ses jours avec elle, en imitant
scrupuleusement l'exemple d'Abel, qui, bien que marié, ne s'était
jamais, dit-on, approché de sa femme.

Cette secte s'éteignit bien vite; elle exigeait trop de la nature humaine, et ne pouvait se perpétuer, puisqu'elle détruisait radicale-
ment le principe de la population. (Curiosités théologiques.)

mariage n'existe pas, parce qu'il n'y a plus une seule et même chair entre les époux.

Il n'y a chez la femme qu'une sorte d'impuissance, dit Vincent Tagereau; on la connaît aisément et assurément par la visitation : à savoir, quand la femme est si étroite, ou a tel autre empêchement en ses parties naturelles, qu'elle ne peut être rendue apte, par aucun art ni remède, sans péril de sa vie ou grande et longue douleur, à avoir la compagnie charnelle de l'homme : chose très rare ; aussi voit-on beaucoup plus souvent la femme accuser le mari d'impuissance, que le mari accuser la femme.

Dans ce dernier cas comme dans le premier, la nullité du mariage pouvait être prononcée.

Mais, pour Jésus-Christ, l'impuissance de la femme n'était pas un motif suffisant pour qu'elle fût répudiée.

Cela peut-être conclu de sa réponse aux Pharisiens, qui lui demandaient s'il était permis à un homme de renvoyer sa femme, et pour quel motif : Bien que Moïse, leur dit-il, à cause de votre dureté de cœur, vous ait permis de renvoyer vos épouses, sachez qu'il n'en a pas toujours été ainsi. Je vous le dis, en vérité, celui qui renvoie sa femme pour un autre motif que la fornication et en épouse une autre, celui-là commet le péché d'adultère. C'était une belle doctrine, qui rendait à la femme le prestige qu'elle avait perdu, et rehaussait sa dignité jusque-là si méconnue !

Théodore et Valentinien, puis Justinien, cent cinquante ans après eux, défendirent le divorce, excepté dans certains cas bien déterminés.

Au rapport de Fodéré, il faut arriver au xe siècle de l'ère vulgaire pour voir l'impuissance admise comme cause de répudiation, ainsi que l'avancent Fulbert et Yves de Chartres.

Nous ne parlerons point des peuplades non civilisées, qui, dit Burdach, dans la rupture de l'association qui unit l'homme à là femme, ne prennent pour guide que leurs passions ou leurs désirs. Ainsi, le sauvage de la baie d'Hudson et le Kamtchadale renvoient léurs femmes, quand elles n'ont plus le privilège de leur plaire. A Corée, le mari peut, sans aucun motif, chasser sa femme avec les enfants qu'il a eus d'elle. A Sumatra, où l'homme achète sa femme, il lui est loisible de la revendre, après toutefois que les parents de celle-ci ont refusé de la reprendre.

Chez les peuples civilisés, la législation actuelle, n'admettant comme cause de nullité de mariage que l'erreur sur la personne, ne reconnaît pas, on le conçoit, l'impuissance résultant d'un rétrécissement du conduit vulvo-vaginal, quelque prononcé qu'il soit.

La loi est trop absolue, car si, dans la très grande majorité des cas, l'art peut triompher de l'élytrosténie, il arrive cependant que certains rétrécissements ne permettent jamais la consommation de l'acte conjugal, alors même que la cohabitation a lieu depuis plusieurs années. Ne vaudrait-il pas mieux, à l'exemple de l'ancien Droit français et du Droit Canon, établir que si l'impuissance est antérieure au mariage, et si elle est perpétuelle, elle constitue une cause de nullité? (*Ut autem impotentia dirimat matrimonium, debet esse perpetua et antecedens.* Liguri, t. VII, p. 285.) Ces deux conditions : l'incurabilité et l'existence du vice de conformation antérieurement au mariage sont absolument rationnelles. En effet, l'impuissance qui peut disparaître par le traitement n'est pas une véritable impuissance, puisque la guérison dépend de celle qui en est affectée. D'un autre côté, on conçoit difficilement l'indignité d'un mari, qui n'aurait pas honte de vouloir répudier sa femme, parce que, à la suite d'un accouchement laborieux, par exemple, il est survenu chez elle une angustie du vagin. C'est en remplissant ses devoirs de mère qu'elle a perdu la faculté d'être épouse : c'est donc au mari à réparer, autant que possible, l'injustice de la nature. D'ailleurs, il faut le reconnaître, l'impuissance, dans ce cas, cède le plus souvent au traitement dirigé contre elle.

Si la législation moderne n'a pas suivi les traces de sa devancière, c'est pour que les nombreux abus d'autrefois ne se renouvellent pas.

Jetons donc un coup d'œil sur ces coutumes antiques, voyons tous les débats auxquels donnait lieu un procès de ce genre, et examinons si la prudence et la sagesse de notre Code actuel doivent être critiquées sans restriction.

Autrefois, avons-nous dit, la répudiation de la femme était permise, quand elle avait un rétrécissement, que le mari ne pouvait franchir. Quand celui-ci présentait sa demande en nullité de mariage, on ne procédait à la visite de la femme que s'il y avait eu trois ans de cohabitation préalable entre les deux époux. Saint Thomas nous dit quels étaient, pendant ce laps de temps, leurs devoirs réciproques : chacune des parties devait, avec la plus grande sincérité, donner tous ses soins à accomplir l'œuvre de chair. La femme même devait se montrer coquette, etc., etc. Les trois ans étant écoulés, si l'acte conjugal n'avait pas été consommé (ce que l'on reconnaissait à la constatation de la puissance du mari et de la virginité de la femme), le mariage était dissous. Malheureusement, toujours selon saint Thomas, l'Eglise en ces occasions se trompe quelquefois, car il peut arriver que ces trois ans (1) ne suffisent pas à prouver la perpétuité de l'impuis-

____

(1) Parmi les théologiens, dit le Dr Paul Fardas (Accouplement des sexes), les uns pensent que cette période triennale commence à partir du jour de la cérémonie nuptiale; les autres, au contraire, à partir du jour où le jugement ecclésiastique a été prononcé.

Si, pendant cette période de trois ans, une maladie ou une ab

sance, et que telle femme impuissante dans un cas, ne le soit plus, si elle a ensuite affaire à un autre homme. Cela, en effet, est relatif, et parfois, si la femme paraît avoir une élytrosténie, c'est la faute du mari.

C'est pour ce motif que le Droit Canon conseillait au mari qui avait épousé une femme trop étroite, de tenir sa femme comme sœur, en attendant quelque remède. Car, si, la dissolution du mariage étant prononcée par l'Eglise, la femme trouvait ensuite quelqu'un capable d'avoir avec elle des rapports (*qui seras hujuscemodi reseraret*) ou était guérie par le secours de l'art, le divorce devenait nul, et le mari était tenu de la reprendre, parce que l'obstacle au mariage n'était pas perpétuel.

Antoine Hotman fait à ce sujet une réflexion naïve qu'on nous permettra de transcrire. En telle dispute que celle-ci, dit-il, chacun doit penser en quel inconvénient il mettrait un deuxième mari, voire en quelle misérable condition serait la femme, si un homme étant séparé d'une femme pour ne l'avoir pu connaître, parce qu'elle était rétrécie, puis après la voyant remariée à un autre, tous les jours voulait l'aller visiter, afin d'éprouver si elle serait en son point : pour, si ainsi était, la reprendre et en frustrer son second mari.

---

sence interrompt pour longtemps le rapprochement des époux, les théologiens ont été généralement d'avis de déduire le temps perdu. Si l'union conjugale n'a été entravée que pendant une ou deux semaines, ce temps serait trop court pour être déduit.

Dans le cas où les époux, s'étant mariés immédiatement après le temps de la puberté, seraient incapables de consommer le mariage, le temps de la preuve ne commencerait à compter qu'à partir du jour de la puberté acquise.

Si, avant l'expiration des trois années, les conjoints se convainquent de l'évidence de leur impuissance, ils doivent en conclure que leur mariage est nul et s'abstenir désormais de tout acte vénérien.

Il faut avouer que, le cas échéant, les intéressés se trouveraient dans une situation fort délicate ?

L'impuissance de la femme, pour être bien avérée, devait donc subir l'épreuve du temps. Il fallait encore de la bonne volonté de part et d'autre et beaucoup de persévérance. L'Église n'admettait aucun ménagement de la part du mari ; il était même indispensable que celui-ci, dans ses tentatives de cohabitation employât la violence, *forte tam gravis ut ex eâ mortis periculum timeatur*. C'est à cette seule condition que le pape Innocent III consentait à l'invalidation du mariage.

A l'expiration du temps légal avait lieu la visite de la femme.

Avant d'y procéder, on entendait d'abord juridiquement et séparément la femme et le mari et on les faisait affirmer par serment les faits qui avaient été par eux respectivement avancés.

Les canonistes étrangers ne jugeaient pas cette formalité absolument nécessaire, mais l'usage en France en était si répandu, que si les juges ecclésiastiques eussent ordonné la visite des parties, avant de les avoir interrogées, on eût été bien fondé à en interjeter appel comme d'abus (1).

---

(1) On prétend que Jeanne de Valois, fille du roi Louis XI, fut séparée d'avec Louis XII parce qu'elle était impuissante.

Il est constant que Jeanne, outrée du procédé de son époux envers elle, ne voulut pas subir l'humiliation de la visite ordonnée par la loi. Elle s'en rapporta à l'épreuve préliminaire, dont nous venons de parler, c'est-à-dire au serment du roi, convaincue que celui qui avait été surnommé le ¡Père du peuple, n'était pas capable de déguiser la vérité, et qu'il ne pouvait pas ne pas la reconnaître pour sa femme.

Elle ignorait, on le voit, les puissants motifs qui portaient Louis XII à s'en séparer. On ne sait rien de précis au sujet du vice de conformation dont elle était atteinte, mais l'on suppose que

Après l'interrogatoire avait lieu la visite. Ce serait s'en faire une idée absolument fausse que de la comparer à la visite judiciaire actuelle. Qu'on en juge par cette description latine, relatée par M. Siredey :

Parcite, pudicæ aures, si quid in re obscœnâ labatur verecundi sermonis modestia. Puella resupina jacet, cruribus hinc inde distentis ; præstant pudendæ corporis partes, quas natura ad delicias generis humani velavit. Has et matronæ et medici inspiciunt, pertractant, diducunt. Magistratus, vultu composito, risum dissimulat; matronæ præsentes, venerem dudum obsitam refricant. Medici, pro ætatis discrimine, hic vires pristinas reminiscitur ; ille, animo æstuante inanis ludicri spectaculo pascitur; chirurgus aut ferramento fabrefacto (id speculum matricis vocare solet), aut æreo et factitio priapo, aditus venereos tentat, aperit, reserat ; puella jacens titillatione vesana prurit ; ut, etiamsi virgo visitari cœperit, inde tamen non incorrupta recedat.

---

c'était un rétrécissement du conduit vulvo-vaginal. On sait seulement qu'elle était aussi laide que vertueuse, et que le procureur du roi prétendit, dans le procès, que la reine avait un défaut d'organisation entraînant l'infécondité. Mais l'interrogatoire de la reine semble contredire cette assertion. Elle répondit, en effet, aux juges ecclésiastiques nommés par Borgia : « Je me crois aussi propre au mariage que la femme de mon écuyer Georges, tout à fait contrefaite, et qui, pourtant, lui donne de beaux enfants. »

Dans l'interrogatoire du roi, aucune phrase ne peut faire supposer que ces paroles sont fausses; on y voit des réponses évasives, des paroles blessantes à l'adresse de la reine, mais il avoue avoir passé plusieurs nuits avec elle, bien que, dit-il, je ne la regardasse point comme ma femme: paroles bien dures pour son angélique compagne!

La véritable cause de répudiation fut le désir qu'il avait de s'unir à Anne de Bretagne.

On trouvera tous les détails de ce procès dans la vie de Jeanne de Valois, par Pierquin de Gembloux, Paris, 1842.

Heureusement que *le latin, dans les mots, brave l'hon-nêteté* !!

Cette visite, dit Tagereau, est déshonnête et contre la pudeur qui doit être au sexe féminin, partant odieuse et à éviter. Saint Ambroise blâme Syagrius, évêque de Vérone, d'avoir ordonné qu'une religieuse, accusée d'impudicité, serait visitée. Les Romains ne se servaient pas de ce moyen pour convaincre les Vestales accusées d'inceste. Ils préféraient les enterrer vives, sans les visiter. Agissaient-ils ainsi, parce qu'ils considéraient comme sujets à l'erreur les résultats fournis par la visite, ou parce qu'ils regardaient celle-ci comme contraire aux lois de la morale ?

La visite ancienne date de loin ; l'histoire, en effet, nous apprend qu'elle a été de tout temps en honneur.

Autrefois Platon avait ordonné que des inspecteurs seraient chargés de juger de l'âge auquel les jeunes gens et les filles seraient propres à contracter mariage. Il était prescrit de dépouiller les filles jusqu'au nombril. Cette honteuse pratique avait pour but de s'assurer de la bonne conformation des organes génitaux. On reconnut bientôt l'immoralité de cette coutume, et elle fut abolie.

Chassainé rapporte que la Vierge Marie, mère de Jésus de Nazareth, souffrit la visite, afin que l'on sût si elle était demeurée vierge, et si Notre-Seigneur serait immatriculé, dans les registres, fils de Joseph ou fils du Dieu vivant et d'une vierge mère. Ce fut une sage-femme en renom qui visita la mère du Christ et constata qu'elle était réellement *virgo intacta*.

Les mœurs du moyen-âge ne répugnaient nullement à la visite. Cependant on peut voir, par la description citée plus haut, combien elle était hasardeuse pour la femme qui la subissait, *non solum enim videtur, sed attrectatur*, disait Saint Ambroise, c'est-à-dire qu'on ne se contentait pas d'une simple inspection, mais que l'on employait toutes les manœuvres que la main peut exécuter : tractions, titillations, etc.

Parfois même, sans tenir compte de la visite, on passait outre et l'on ordonnait le *congrès* (1).

---

(1) On se demande comment il a pu se trouver des hommes, assez dépourvus de sens moral, pour jeter à la conscience humaine ce défi qu'on appelle le congrès. Deux siècles se sont écoulés depuis l'abolition de ce scandaleux usage, sanctionné, qui le croirait? commandé même par l'élite de la nation. Nous pensons cependant qu'il est intéressant d'exhumer certains détails relatifs à cette coutume aussi étrange qu'immorale. Elle avait force de loi, et la prison était le châtiment réservé à ceux qui, trop pudiques, refusaient de s'y soumettre. L'honnêteté la moins scrupuleuse se révolte au souvenir de ces actes odieux, quoique la raison nous dise : la marche de l'esprit humain modifie perpétuellement notre manière de voir ; autres temps, autres hommes. Si l'on juge cette procédure, non point avec l'esprit du dix-neuvième siècle, mais avec celui du dix-septième, elle nous paraîtra peut-être moins révoltante. Les détails les plus circonstanciés sur le congrès nous ont été transmis par Tagereau (1612), Antoine Hotman (1640) et Bouhier (1720). N'oublions pas de mentionner l'article Quellenec (de) du Dictionnaire critique de Bayle

Le congrès, dit le Dr Venette (1696) est l'infamie des sexes et le déshonneur de nos temps. C'est une loi qui blesse la pudeur ; elle est trop dure et trop injurieuse à l'homme, car elle l'oblige à montrer à tout le monde des parties que la nature a cachées avec tant de soin.

Tous les auteurs sont d'accord pour attribuer l'origine du congrès à la témérité de certain jeune homme qui l'avait demandé en justice. Les juges, surpris de la nouveauté de cette requête, s'imaginèrent qu'elle ne lui pouvait être refusée, de sorte que, comme un exemple donne lieu à un autre, l'erreur du congrès s'est insensiblement établie.

Voici comment les choses se passaient d'ordinaire :
Préliminaires. — Au jour fixé par le jugement, le juge ecclésias-

Ainsi Rouillard, en ses « *reliefs forenses* » rapporte qu'on exigea le congrès d'un homme qui soutenait ne pouvoir

---

tique ordonne d'office que les parties soient visitées par les experts de l'officialité : médecin, chirurgien et matrone. Le moment venu, les experts visitent les parties honteuses de l'homme et de la femme, sans les dépouiller. L'homme est d'abord soumis à leur inspection. On examine ensuite les parties de la femme, après qu'elle les a lavées à l'eau tiède.

Immédiatement après, les experts rédigent un rapport qu'ils remettent au juge, séant dans une pièce voisine. Ce rapport est toujours à l'avantage de la femme. Il y est dit qu'elle est vierge et bien conformée. Quant à l'homme, on dit que ses parties naturelles sont bien proportionnées, mais qu'on ne peut juger de sa puissance ou impuissance que par l'action, c'est-à-dire par le congrès. Le juge l'ordonne d'office. Si la femme a été mariée veuve, le congrès est prescrit de suite. Si l'homme ne satisfait pas à ce jugement après quelques délais assez brefs, ou ne consent à la séparation, on le met en prison quelque temps, et alors, s'il continue à refuser d'aller au congrès, il est séparé comme froid et impuissant, quoi qu'il dise et allègue. Il en est de même pour la femme, quand c'est elle qui refuse.

Congrès. — Jour et heure sont pris par les experts, ordinairement les mêmes que pour la visite, ce qui fait prévoir l'issue du congrès. Le juge entend le serment des parties et des experts. Experts et parties se retirent alors en une chambre pour se préparer. Là, nouvel examen de l'homme, pour constater s'il ne lui est pas survenu de mal depuis la première visite, et de la femme, pour considérer l'état de ses parties sexuelles, et reconnaître si l'intromission a eu lieu, par la différence de dimensions que présente l'orifice vulvaire avant et après l'acte. L'homme se lave les parties à l'eau tiède et la femme prend un bain de longue durée. Cela fait, ils se couchent dans un lit en plein jour. Les experts demeurent dans la chambre, ou, si les parties le requièrent, se retirent dans une garde-robe voisine, la porte toutefois reste entr'ouverte. Les matrones se tiennent près du lit....

Après une heure ou deux, les experts s'approchent du lit et visitent de nouveau la femme pour savoir si elle est plus ouverte que lorsqu'elle s'est mise au lit et si l'intromission a été faite, et aussi, an facta sit emissio, ubi, quid et quale emissum, ce qui ne se fait pas sans bougies et lunettes à gens qui s'en servent pour

s'unir à sa femme à cause de la mauvaise conformation des
parties de celle-ci : chose bien inutile, car, que la femme con-

---

leur vieil âge, ni sans des recherches fort sales et odieuses (Tagereau). Procès-verbal est ensuite dressé et porté au juge, siégeant
avec les procureurs et praticiens en cour d'église, dans une salle
voisine, attendant la fin de l'acte. Presque toujours, le rapport con-
cluait à l'impuissance de l'homme. On annule le mariage ; il est
permis à la femme de se marier à son gré, mais il est défendu à
l'homme de contracter union avec une vierge. L'homme est condamné aux dépens et à la restitution de ce qu'il a eu en mariage.
Quant à ceux qui étaient mariés à une veuve, il leur est défendu
de se remarier.

Justinien voulait trois ans de cohabitation avant le congrès ;
mais ce laps de temps était souvent moindre, six mois et même
deux mois suffisaient dans certains cas.

Quel que fût le résultat du congrès, l'homme pouvait être condamné, car si, par extraordinaire, la femme était trouvée en possession d'organes génitaux ne permettant aucun doute à l'égard
de l'usage qu'elle en avait fait, elle prétendait que son mari l'a-
vait touchée *digito et aliter quam virili membro*. On ordonnait dès
lors le congrès, et la femme était bien assurée de l'issue qu'il
aurait, car l'acte sexuel n'est pas possible, quand la femme veut
s'y opposer. Or, à supposer que le mari ait l'érection suffisante,
il ne pourra jamais, si la femme l'en empêche, faire l'intromission, ce qui est la condition *sine quâ non* exigée comme preuve
de la puissance virile.

Outre la honte qui accompagne le congrès, suffisante pour en
empêcher l'exécution, il y a la crainte que l'homme a de tant de
gens qui le visitent, et du rapport desquels dépend sa ruine ou
sa considération ; de plus, la haine qu'il porte à sa partie, son irritation à cause de ce procès scandaleux, tout cela, dit Ambroise
Paré, rend l'exécution du congrès très difficile, pour ne pas dire
impossible ; en effet, selon la remarque de saint Augustin, nous ne
disposons pas des parties destinées à la génération comme de nos
mains, de nos pieds, et l'homme est incapable de commander à
l'érection.

D'ailleurs, un homme qui, pendant longtemps n'aura pas connu
sa femme, la connaîtra-t-il le jour du congrès, où tant de causes
s'y opposent ?...

...On a peine à concevoir comment un aussi abject procédé, ré-

sentit ou non à la séparation, le résultat pour elle devait être
le même. Si elle refusait le congrès, elle était condamnée,

---

prouvé par les païens eux-mêmes (comme le prouve l'histoire de
Bagoas) ait obtenu l'assentiment des chrétiens. Il était autrefois
réservé aux femmes qui avaient commis le crime d'adultère : celle
qui en était convaincue était punie par un congrès forcé en plein
bardeau, avec des sonnettes qui avertissaient tout le monde du
forfait. Cédrémus et Socrate disent que l'empereur Théodose fut
loué d'avoir aboli cet usage.

L'antiquité stigmatisait du nom de Cyniques (κυων, chien) ceux
qui, à l'exemple de l'immonde Diogène, *coïebant palam*. Toujours
la solitude et l'obscurité ont été recherchées pour un tel acte. Les
filles publiques elles-mêmes s'enferment et se cachent : *est aliqua
etiam prostitutis modestia*, dit Sénèque. Avant qu'il y eût des
maisons, les hommes recherchaient dans ce but les cavernes et les
lieux obscurs : *in nemore atque antris non sub jove juncta volup-
tas* (Ovide). Lycurgue avait ordonné que le nouveau marié n'allât
vers sa femme que la nuit, à la dérobée. Chez les Romains, le mari
ne devait pas s'approcher de son épouse avec de la lumière. Les
animaux même manifestent leur pudeur en ce sens : les éléphants
et les chameaux se cachent.

Au congrès donc. on fait abstraction de tous les sentiments hon-
nêtes ; et, de sang-froid, il faut consommer l'acte ; on n'a pas même
l'excuse de l'emportement de la passion

D'ailleurs, il est juste de le reconnaître, cette turpitude n'a été
que passagère. On n'en trouve, en effet, dans l'antiquité que deux
exemples.

Lucien rapporte qu'un certain Bagoas, ayant la mine et la voix
d'une femme, désirait être admis au nombre des professeurs de
philosophie. Les uns proposèrent de le visiter, d'autres dirent qu'il
valait mieux faire venir une fille publique, et qu'il prouverait sa viri-
lité en présence d'un juge ; mais la proposition fut rejetée non
point parce qu'ils estimaient cela un péché (la simple fornication
étant permise chez les Païens), mais parce qu'ils regardaient comme
un acte contre nature de faire la copulation charnelle en présence
de gens.

L'autre exemple est de Pétrus Acharanus ; il rapporte qu'un
certain official de Venise, voulant éprouver un impuissant, le fit
enfermer avec une femme débauchée, sur le rapport de laquelle
on le démaria.

A quelle époque a été institué le congrès ? Certains auteurs pré-

en vertu de la coutume qui voulait qu'on s'en rapportât à
l'homme (standum viro) ; si elle acceptait le congrès, son
impuissance était reconnue, et la nullité du mariage prononcée. Il était donc indifférent, pour l'issue du procès, que
la femme se soumît ou non à cette dernière infamie. Du
reste, la visite qu'elles étaient obligées de subir, leur était
déjà bien assez pénible ; car si la femme qui réclamait le
bénéfice du congrès, abandonnait tout sentiment de pudeur,
et appelait la visite de tous ses vœux, il n'en était plus de

---

tendent que c'est au milieu du xviᵉ siècle. Selon Bayle, qui se servait de l'édition de Hotman de 1610 (l'édition que nous avons con-
sultée est de 1656), le calcul d'Antoine Hotman est assez vague ;
il dit que la pratique du congrès ne peut pas remonter au delà de
trente à trente-cinq ans. L'auteur de cette phrase mourut en 1596,
de sorte que, si l'on s'en rapporte à son témoignage, on ne peut
guère faire remonter le congrès au delà de l'an 1540. Tagereau
s'exprime de la même façon ; mais tel n'est pas l'avis du président
Bouhier qui a écrit une apologie du congrès. Il dit que Joannes
Andreas, qui mourut au milieu du xivᵉ siècle, aurait écrit que,
lorsqu'un homme nie son impuissance, il faut le mettre à même de
le prouver et des femmes doivent faire le rapport de ce qu'elles
auront vu.

Zacchias rapporte qu'en Italie, les médecins, ayant visité certain
mari accusé d'impuissance déclarèrent nécessaire qu'il fît preuve
de puissance, *solus cum solâ, nudus cum nudâ, in communi lecto.*

Il fut également usité en Angleterre, et il y en a un exemple illus-
tre dans l'instance en divorce que la comtesse d'Essex intenta contre
son mari. Paul Christinaeus dit que ce procédé était depuis longtemps en usage dans les Pays-Bas. Quelle que soit l'époque de sa
fondation, il est certain que le congrès fut aboli le 18 février 1677,
par un arrêt du parlement, rendu sur le réquisitoire de M. de La
Moignon.

Dans cette description, nous avons supposé le cas le plus ordinaire, nous avons montré la situation lamentable réservée au mari
accusé d'impuissance par sa femme ; lorsque c'était le mari qui
accusait la femme, les conditions restaient évidemment les mêmes,
abstraction faite, bien entendu, des particularités relatives au
sexe.

même de la malheureuse, que son mari traînait devant le tribunal.

De nos jours, nous l'avons déjà dit, le rétrécissement du conduit vulvo-vaginal, quelque prononcé qu'il soit, n'est pas une cause de rupture du mariage, malgré l'impossibilité bien avérée où se trouve la femme de remplir ses devoirs. On voit, par le résultat des différents procès qui se sont déroulés devant les tribunaux, à l'occasion d'hermaphrodites simulant l'un ou l'autre sexe, que la loi prend difficilement en considération l'impuissance causée par un vice des organes génitaux. Ainsi, dans un procès récent, intenté par le sieur Darbrousse contre Justine Dumas, son épouse, à qui manquaient tous les attributs du sexe féminin, le demandeur n'obtint gain de cause qu'à grand'peine. Et cependant Justine Dumas n'avait ni seins, ni organes génitaux externes (1).

On conçoit jusqu'à un certain point la prudence du législateur ; mais il n'est pas de règle si générale, qu'elle ne doive souffrir aucune exception.

Il est aussi injuste de maintenir le mariage d'une femme, qui, par suite d'une étroitesse incurable du vagin, ne peut rendre le devoir à son mari, que de maintenir le mariage d'un homme privé de la verge. Dans les deux cas, le rapprochement des sexes étant impossible, il ne peut y avoir mariage.

La loi devrait donc confirmer ce que la raison démontre, et il est regrettable qu'elle n'intervienne pas dans ce sens, évidemment conforme à la morale.

On comprend, dit Siredey, que chez un peuple où le ma-

---

(1) Voir la relation complète de cette cause intéressante dans la médecine légale de Legrand du Saulle.

riage est considéré comme une des bases de l'état social, et où le divorce n'est pas admis, on se soit montré sévère pour rompre le lien conjugal.

Mais n'est-ce pas une véritable iniquité, une sorte d'échec au bon sens, que de contraindre à la vie commune deux êtres empêchés à tout jamais par la nature de consommer l'acte qui est le fondement même de leur union ?

Nous voudrions donc que, dans le cas présent, l'avis du médecin eût force de loi. Nous voudrions que la justice cassât toute union contractée par une femme affectée d'un rétrécissement infranchissable du conduit vulvo-vaginal, et déclaré tel par le médecin (nous supposons, bien entendu, que la lésion est antérieure au mariage); nous voudrions même, si, dans l'opinion du médecin, l'élytrosténie pouvait être vaincue, que la loi obligeât à se soigner la femme qui présente ce vice de conformation.

Si la femme refusait de se laisser examiner, que faudrait-il faire ? Devrait-on ne tenir aucun compte de son refus et procéder quand même à la visite ? — Il ne s'agit pas ici, dit Demolombe, d'un fait actif, à l'égard duquel la contrainte n'est pas possible, il s'agit d'un acte passif, d'un acte de soumission, de résignation.

Ne peut-on pas s'autoriser de ceci, qu'en matière criminelle ces sortes de visites sont quelquefois ordonnées. En vertu de quel privilège le défendeur pourrait-il arrêter l'exécution de la justice et rendre l'instruction d'un procès impossible.

Quoique ce moyen soit conforme à la loi, dit Legrand du Saulle, il est repoussé par tout le monde. Nous reconnaissons, et Demolombe le reconnaît lui-même, qu'il est trop violent et trop contraire à nos mœurs. Sans donc recourir à ces violences contre les personnes, les magistrats s'efforceront de découvrir la vérité par tous les moyens possibles qui seront propres à les éclairer, par l'aveu du défendeur, la comparution des parties, et, lorsqu'il y aura doute dans leur esprit, la nullité du mariage ne sera pas prononcée ; lorsqu'il y aura certitude, elle le sera.

La situation de l'homme marié à une femme, affectée d'élytrosténie, serait donc bien digne de pitié, si l'art ne permettait le plus souvent de rémédier à cet état. Car, il se trouverait dans cette triste alternative : ou « *uxorem tanquam sororem habeat* », ou « *seminet in vase indebito* (1) ».

Au moyen âge, les époux savaient ordinairement à quoi s'en tenir sur leur bonne ou mauvaise conformation. Cette notion leur était fournie par une sorte d'apprentissage qu'ils faisaient pendant les nuits probatoires, sorte de congrès privé, qui avait lieu antérieurement au mariage. Le Dʳ Reich, cité par Mayer, considère cet usage comme une chose parfaitement juste, car, dit-il, de même qu'on n'achète pas un lièvre dans un sac, on ne trouve pas non plus une femme dans un sac. Chez les paysans, où l'instinct n'a rien perdu de sa fraîcheur (?), on pouvait voir se conserver des coutumes qui ont leur source dans la nature, et qui ne paraissent immorales qu'à celui chez lequel une culture raffinée a troublé l'intelligence des choses de la nature (Reich). On se tromperait étrangement, dit Fischer, qui a écrit, en 1780, un livre sur cet usage, si l'on croyait que les filles y perdent leur pudeur. Ces nuits probatoires durent jusqu'à ce que les deux parties aient pu acquérir la certitude de leur aptitude

---

(1) Cucufe, Tournemine et le pape Benoit XIV permettent cela, à condition toutefois qu'une communication existe entre le vagin et le rectum et que, par conséquent, la fécondation soit possible. Les auteurs en ont cité plusieurs exemples.

génitale, ou jusqu'à ce que la femme soit devenue enceinte. Alors seulement ont lieu les démarches pour le mariage, qui se célèbre peu après.

Il arrivait fort rarement qu'une fille fût abandonnée par celui qui l'avait rendue mère. Il se serait attiré la haine et le mépris de tout le village. Mais souvent après une seule nuit, les deux jeunes gens se séparaient pour ne plus se revoir. L'ancienneté de cette coutume est prouvée par les capitulaires de Charlemagne et de Louis-le-Pieux.

Un usage analogue existe encore, au dire du Dr Mayer, dans certaines localités de la Franche-Comté, voisines de la Suisse.

Le Hottentot partage le lit de celle qu'il recherche, une nuit entière ; si elle lui résiste, elle conserve sa liberté. Suivant Schubert, dans le nord de la Suède, à certains jours de la semaine, le jeune homme, d'accord déjà avec les parents, rend une visite nocturne à la jeune fille ; mais il doit venir sans être aperçu de personne, et s'éloigner de même. Ce n'est souvent qu'après plusieurs années de visites semblables que le mariage vient à se conclure.

Le rouge de la honte monte au front au récit de ces turpitudes ! Les sentiments les plus intimes se révoltent à la pensée que de pareilles monstruosités étaient regardées comme un stage nécessaire à l'état du mariage ! Tout cela n'est-il pas absolument odieux ?

Nous terminerons ce travail par l'examen d'une question fort délicate, qui a été bien diversement interprétée, et qui suscite encore chaque jour des discussions.

Quand une femme, affectée d'une élytrosténie considérable, rendant impossible tout rapprochement sexuel, vient demander conseil au médecin, quand celui-ci constate, en même temps, soit une absence de matrice, soit un utérus fœtal, infantile, ou pubescent, est-il autorisé à mettre les lumières de la science au profit de cette disgraciée de la nature?

Il importe ici de distinguer deux catégories de personnes : ou la femme est mariée ou elle ne l'est pas.

A. — Si la femme n'est pas mariée, la conduite à tenir différera, selon que cette personne est ou n'est pas connue du médecin. Dans le premier cas, c'est habituellement une jeune fille, à qui le hasard aura fait connaître son vice de conformation. D'impérieuses raisons personnelles ou sociales, dans le détail desquelles le médecin doit entrer, la mettent dans l'obligation de contracter mariage. Alors, il n'y a pas de doute, à notre avis : il doit intervenir, qu'il y ait un utérus normal ou non, s'il est convaincu, d'après son examen, que la sténose vaginale n'est pas infranchissable, et que le traitement rendra aux voies génitales leur capacité naturelle ; qu'il propose le rétablissement du conduit vulvo-vaginal avant ou mieux après le mariage, qu'il permette celui-ci, pourvu que les autres parties de la génération soient régulièrement conformées, et que le bassin ne soit pas rétréci.

Lorsque le médecin n'est pas certain de pouvoir rendre au canal des dimensions suffisantes pour l'accomplissement des devoirs conjugaux, il doit tenter l'entreprise avant le mariage, et s'opposer de tout son pouvoir à la conclusion de celui-ci, si les tentatives de restauration n'ont pas été couronnées de succès. Qu'il présente sous leur véritable jour les conséquences désastreuses possibles d'une union effectuée dans de pareilles conditions, conséquences aussi déplorables au point de vue physique qu'au point de vue moral.

On comprendra bien la triste destinée réservée aux futurs époux, si d'un côté l'on songe au dépit du mari, trompé dans son espoir de trouver dans le mariage la satisfaction de légitimes désirs, si d'un autre côté l'on réfléchit aux nombreux chagrins domestiques dont ce vice d'organisation deviendra la source pour la femme.

Il y a plus : si l'on a acquis la certitude de la présence de l'utérus, quand même il aurait subi un arrêt de développement, il faudra mettre sous les yeux des intéressés les dangers multiples auxquels la grossesse, possible dans ces cas, exposerait la jeune femme, et insister sur les complications, parfois terribles, que peut faire surgir la parturition. Si, malgré ses efforts, le médecin ne réussit pas à convaincre la jeune fille et sa mère, si, en dépit de ses conseils, le mariage a lieu, sa responsabilité sera complètement à l'abri et il n'aura rien à se reprocher, car il aura fait son devoir.

Si la jeune fille qui demande l'avis de l'homme de l'art lui est inconnue, ou n'a pas une honorabilité parfaite, basée sur des antécédents irréprochables, le médecin devra s'abstenir, de peur de devenir le complice de l'immoralité. Ne doit-il pas craindre, en effet, qu'après avoir rendu telle ou telle femme apte aux rapprochements sexuels, celle-ci ne se détourne de la voie droite. Il y a de ce fait plusieurs exemples. En voici un. Richet a opéré à l'hôpital une jeune personne affectée d'atrésie vaginale. Elle entendit le chirurgien dire, pendant la visite, qu'elle ne pourrait pas devenir mère (il y avait chez elle une imperforation du col utérin); mettant à profit cette disposition naturelle, révélée par le hasard, elle se fit fille publique. Eh bien, nous le demandons, dans une pareille circonstance, un chirurgien n'encourrait-il pas une grave responsabilité, si l'opération n'était pas commandée par des troubles menstruels, accentués au point de mettre en danger la vie de la femme, par les douleurs auxquelles ils donnent lieu, ce qui est rare nous le savons. Les troubles de la menstruation, constituent, en effet, la seule indication légitime qui permette, en cas d'élytrosté-

nie au chirurgien d'intervenir, en dehors de l'état de mariage, chez la première femme venue.

A la vérité, les cas où le médecin doit prendre une déci-
sion antérieurement au mariage, constituent presque une
exception, car le hasard seul doit révéler le vice de conformation de la jeune fille; mais les jeunes filles ne sont pas
seules à réclamer les conseils de l'homme de l'art. Une
dame veuve, par exemple, peut savoir qu'elle a un rétrécissement acquis du conduit vulvo-vaginal qui, sans l'intervention du médecin, la rendrait inapte à une nouvelle union.
Quelquefois le hasard seul apprend cette particularité :
nous en avons déjà parlé, nous n'y reviendrons donc pas.
Nous établirons pour les veuves les mêmes distinctions que
pour les jeunes filles; tout ce que nous avons dit de celles-ci
peut et doit s'appliquer à celles-là.

Pour ne rien omettre de ce qui est relatif aux différents
cas de pratique, en dehors de l'état de mariage, nous examinerons un dernier point : le chirurgien a-t-il le droit, pour
soustraire à de mauvaises habitudes une malade affectée d'é-
lytrosténie, de rétablir le vagin dans son état normal? Avant
de répondre à cette question, résumons une observation
obligeamment communiquée par Alphonse Guérin au
Dr Puech.

Il s'agit d'une fille de 16 à 17 ans, vigoureuse et bien constituée, qui n'avait pas de vagin. La conformation régulière
de la vulve, le visage féminin de cette fille, le développement très prononcé des seins, l'écoulement menstruel qu'elle
assurait avoir, semblaient impliquer l'existence de l'utérus,
mais l'examen montrait qu'il n'y en avait pas. Une grande
épaisseur de parties molles séparait le rectum de la vessie,
M. Guérin ne vit aucun inconvénient à créer un vagin, pour

soustraire la malade aux habitudes de pédérastie, qu'elle avait contractées.

En deux séances de dissection, il parvint à créer un canal de 5 centimètres qui admettait un petit spéculum.

Il se proposait de poursuivre, quand le collègue qu'il remplaçait reprit son service, et ne jugea pas convenable de donner suite à l'entreprise (1).

Le cas échéant, devrait-on imiter M. Guérin? Il nous semble que la morale ne le permet pas. Nous l'avons dit, la seule indication légitime de toute intervention chirurgicale dans cette circonstance, c'est l'existence de troubles menstruels graves; or, dans le fait de M. Guérin, il n'y en avait pas, puisque la malade était privée d'utérus. Les lois de l'honnêteté sont aussi bien méprisées et violées par la prostituée qui pratique la simple fornication, que par celle qui s'adonne à la sodomie. Il n'y a là qu'une question de degrés; or, parmi les actes honteux réprouvés par la morale, on ne saurait établir de distinctions, de peur qu'elles ne soient prises pour des essais de justification. La morale est une, et tout ce qui la blesse doit inspirer la même répulsion. Donc, à la place de M. Guérin, nous n'aurions pas opéré; nous aurions laissé cette fille continuer son triste métier; cela eût mieux valu assurément que de lui donner la possibilité de se prostituer une seconde fois, en faisant usage du vagin créé par l'art. C'est ce qu'a bien compris du reste le chirurgien que le Dr Guérin remplaçait, puisqu'il n'a pas jugé *convenable* de continuer l'œuvre commencée.

B. — Discutons maintenant la première hypothèse : la femme, mariée depuis un laps de temps plus ou moins long,

---

(1) Il s'agit ici d'atrésie; mais l'élytrosténie très accentuée doit être assimilée dans ce cas à l'imperforation complète.

est dans l'impossibilité de rendre le devoir à son mari ;
elle vient consulter le médecin et lui demande ordinairement : 1° si elle pourra remplir ses devoirs d'épouse ; 2° si
elle pourra devenir mère sans courir plus de danger que
tout autre femme.

Que l'on se garde bien de répondre immédiatement à
cette dernière question, car, vu l'impossibilité où l'on est
de constater l'état de l'utérus, on ne saurait, sans témérité
blâmable, engager sa responsabilité. Il faut remettre sa dé-
cision à une époque ultérieure.

Quant à la première question, on peut en général se montrer affirmatif, sinon dès la première visite, du moins aussitôt que l'épreuve de la dilatation aura éclairé le médecin
sur l'extensibilité du vagin. Mais que l'on apporte à ces
sortes d'examen la plus grande circonspection, car un canal paraissant dilatable, peut, après un certain temps, revenir, quoi qu'on fasse, à ses dimensions primitives, soit parce
que le traitement n'aura pas été dirigé avec la persévérance
et la sagacité désirables, soit parce que la dilatabilité du
canal ne pourra pas dépasser un certain degré. D'ailleurs,
le résultat dépend, en grande partie, de la docilité de la malade à se conformer aux conseils du médecin ; dans le cas
particulier, la patiente doit être nécessairement l'auxiliaire
de l'homme de l'art.

La question de fait est dès lors résolue, c'est-à-dire que
la possibilité de rétablir les voies génitales, de façon à permettre les rapprochements sexuels, devient manifeste. Reste
maintenant à débattre la question de droit, point contesté
s'il en fût.

Il est d'abord un cas qui ne prête à aucune discussion :
quand, chez une femme mariée, on a constaté l'existence de

la matrice et des ovaires et que l'on croit pouvoir rendre au vagin sa capacité normale, l'intervention s'impose.

Mais voici une femme ne présentant aucun écoulement périodique, et chez qui l'on constate, soit un utérus rudimentaire, soit l'absence de la matrice (par le toucher rectal et le cathétérisme vésical). Les rapports sexuels sont absolument impossibles, par suite de l'étroitesse du conduit. Tel est le cas du Dr Caro. Il s'agissait d'une Italienne de 29 ans, mariée depuis neuf ans, sans avoir jamais été menstruée. Après l'avoir soignée et guérie d'une angine, le médecin l'examina, pour rechercher la cause de la stérilité : il trouva un vagin conique de deux pouces et demi de profondeur environ et excessivement étroit. A la place de la matrice existait une nodosité rudimentaire du volume d'un grain de chènevis, sans aucune trace d'ovaires. La grossesse, par conséquent, était impossible.

Dans un cas comme celui-là, doit-on élargir le vagin et même l'allonger, si on peut le faire, afin de rendre aux rapports sexuels toute leur facilité ?

Deux réponses diamétralement opposées ont été faites à cette question. Les uns veulent qu'on s'efforce de rendre au conduit génital des dimensions compatibles avec le libre exercice des devoirs du mariage ; les autres s'y opposent formellement.

Notre conviction est tellement absolue à cet égard que nous regardons comme immorale la dernière opinion. Nous allons étayer notre manière de voir sur des raisons péremptoires, à notre avis.

On dit : du moment que l'absence de l'utérus est manifeste, ou que son volume paraît négligeable, il ne peut y avoir grossesse, donc la copulation est sans but ; par conséquent toute opération, tendant à rétablir le canal vulvo-vaginal, est immorale et doit être rejetée.

Il est vrai que la fin naturelle et principale du mariage est la procréation des enfants. La physiologie nous le démontre, la théologie nous l'enseigne.

A côté de cette fin principale du mariage, il y a, selon nous, une fin secondaire non moins importante que la précédente, nous voulons parler de l'apaisement de la concupiscence. En effet, comme le dit fort bien saint Augustin, la femme a été donnée pour compagne à l'homme, afin qu'il puisse réprimer les feux de sa nature.

Si certains théologiens, au dire du D⁰ Fardas, pensent que se marier pour éviter l'incontinence n'est pas une raison suffisante (opinion de saint Grégoire-le-Grand, de saint Fulgence, de saint Thomas, de saint Bonaventure, de Sylvius, de Natalis Alexandre, de Callot, de Billecart), il en est d'autres qui, ayant de la nature humaine une connaissance plus approfondie, attribuent à la seconde fin du mariage une valeur égale à la première.

Jean Wiclef fut condamné au concile de Constance, parce qu'il avançait que l'homme ne devait pas habiter avec sa femme, sinon pour avoir lignée. Saint Jean Chrysostome dit, en son Traité de la virginité (chap. 19), que la femme a été donnée à l'homme afin principalement d'éteindre la chaleur et ardeur de notre nature. Saint Paul disait dans la première, aux Corinthiens : *propter fornicationem unusquisque suam uxorem habeat et unaquæque suum virum, melius est enim nubere quam uri.* C'est pour cela, d'après Novius Marcellus, que le mot *nuptia* (mariage) vient de *nubere* (cacher, voiler), parce qu'il est destiné à cacher la honte de l'humanité infirme : Est *infirmitatis remedium,* dit-il plus loin.

Le catéchisme du Concile de Trente, dit Fardas, déclare : que celui qui a conscience de sa faiblesse, et ne peut supporter les combats de la chair, se marie pour éviter le libertinage, ainsi que l'a conseillé l'Apôtre. En outre, disent

saint Antonin, Paludanus, Soto, Sylvestre, saint Ligorius
et Sanchez, l'Église bénit chaque jour des mariages de
vieillards, qui certainement ne peuvent être féconds; elle
les autorise donc, dans la pensée qu'ils sont contractés en
vue d'apaiser la concupiscence d'un des conjoints.

On voit par ces quelques citations, que même quand le
rapprochement des sexes, en cas de mariage, n'aura pas pour
but et pour effet la procréation d'enfant, il n'en sera pas moins
licite ; — à supposer, bien entendu, qu'il n'y ait pas fraude 1)
et que les époux agissent selon les règles. — Il ne faut donc
pas se hâter de taxer d'immoralité la conduite des chirurgiens, qui ont cru devoir rendre à une femme les qua-
lités nécessaires pour remplir ses devoirs d'épouse, alors
même qu'il lui manque l'organe de la maternité.

Nous ne voulons pas, d'ailleurs, traiter ici cette question
qui exigerait de trop longs développements. Nous dirons
simplement que l'infécondité n'est pas une contre-indication
au mariage, pourvu, toutefois, qu'il n'y ait pas impuissance.

Nous ne pensons pas, nous, « que ce soit aux jeunes filles
à ne pas se marier, sans savoir si elles y sont aptes ». Les
conséquences désastreuses qui en résulteraient pour la

---

(1) *Vid* : Des fraudes dans l'accomplissement des fonctions généra-
trices, par le Dr Bergeret. Le fait seul de renvoyer à ce livre, où sont
exposés les dangers et les inconvénients des fraudes pour les individus, la famille et la société, prouve surabondamment que notre
doctrine s'accorde avec la morale la plus saine. Si, en effet, nous
permettons la copulation complète, normale, régulière de toutes
manières, alors que, par suite d'une mauvaise conformation de la
femme, il n'y a pas chance de procréation, nous repoussons énergiquement tout coït frauduleux qui, la femme étant bien conformée,
aurait pour but et pour effet de frustrer la nature de ses droits. Il
faut bien distinguer ces deux cas.

morale d'une pareille pratique sont trop évidentes, pour que
nous insistions. En effet, si l'homme peut, jusqu'à un certain
point, savoir s'il présente les attributs de la puissance, il
n'en est plus de même de la jeune fille, j'entends de la jeune
fille chaste. Elle ne doit pas savoir si elle est bien ou mal
conformée. Sa mère est seule capable de lui servir de guide
en ces sortes de choses, au début de la vie. C'est à elle
ordinairement qu'elle confie la surprise que lui cause la première menstruation. La mère alors juge, par induction, de
la bonne conformation de sa fille. Dès qu'il y a trace d'écoulement sanguin, la mère est convaincue de la normalité des
parties sexuelles de son enfant. Et même, s'il y a aménorrhée, ce qui peut se rencontrer dans certains cas de rétrécissements confinant à l'atrésie, la mère n'éprouve aucune
inquiétude, à moins que les douleurs éprouvées par la jeune
fille ne l'y obligent. Quand il y a de la dysménorrhée, et, nous
l'avons vu, cela est assez fréquent, elle est toute disposée à
l'attribuer à l'inactivité génitale. Quoi qu'il en soit, le mariage a lieu sans que le médecin ait été consulté sur la
cause de ces troubles menstruels. Combien de mariages
sont conclus dans de telles conditions ! Combien de jeunes
filles mal réglées, voire même non réglées, à qui la mère ne
craint pas de laisser imposer le tribut, quelquefois trop
lourd, des relations sexuelles, dans l'espoir que celles-ci
seront un bien ! De grands malheurs peuvent résulter de
cette incurie. Un simple conseil demandé au médecin eût
démontré l'imprudence d'un mariage ; mais la plupart
des gens du monde ne sont-ils pas imbus de cet absurde
préjugé que la pudeur de la jeune fille est incompatible avec
l'examen médical ?

C'était pour éviter qu'une erreur en ce sens ne fût com-
mise que Platon, au mépris des lois de la morale individuelle,
avait prescrit la visite de toutes les jeunes filles nubiles.

C'est là aussi la signification qu'il convient de donner aux nuits probatoires du moyen-âge.

Il est un dernier et puissant motif qui doit engager le médecin à intervenir, dans le cas que nous avons supposé.

La vertu n'est point assez fortement enracinée dans le cœur de l'homme, pour qu'il ait la constance de vivre auprès de sa femme, comme un frère auprès de sa sœur. Cela est si vrai, que l'on cite comme des modèles de pureté ceux qui passent pour avoir eu ce mérite.

Tel fut le mariage de Boleslaüs, roi de Pologne, avec Kinga sa femme, comme le dit Cromerus au livre VIII de son histoire; celui de l'empereur Henri second avec Amigonde, comme dit Pierre Messie en sa vie; celui d'Egfredus, roi d'Angleterre, avec Ethildreda, pendant douze ans, ainsi que l'a écrit Polidore Virgile en l'histoire d'Angleterre, livre IV, et de beaucoup d'autres moins renommés pour n'avoir pas été de qualité si éminente (Tagereau).

Dans la grande majorité des cas, il arrivera fatalement, qu'après un laps de temps plus ou moins long, le mari abandonnera le foyer conjugal. On conçoit donc les dissensions, les calamités dont va être le théâtre cet intérieur destiné à être heureux. Aussi le médecin qui, le pouvant, ne mettrait pas cette femme à même de remplir ses devoirs d'épouse, sous prétexte que le coït ne sera pas fécondant, ce médecin, disons-nous, serait en quelque sorte responsable des tristes conséquences qu'entraînerait son abstention.

Que l'on ne dise pas que cette opération est une opération de complaisance. C'est une opération nécessaire, aussi nécessaire qu'une opération ayant pour but de conserver la vie physique. D'ailleurs, les malheureuses affectées de ce vice de conformation, comprennent si bien leur état qu'elles sont résolues à tous les sacrifices. J'ai vu, dit le Dr Léon Lefort, un cas où un chirurgien des plus expérimentés dut céder aux prières et aux larmes de sa malade, et créer un vagin artificiel, en ouvrant le canal de l'urèthre jusqu'au col vésical exclusivement, de sorte que le vagin artificiel n'avait pour aboutissant que la vessie.

Voilà évidemment une dure extrémité ! Mais rien ne coûte à une épouse vraiment digne de ce nom, pour conserver l'affection de son mari.

Toutes les femmes, il faut le reconnaître, ne sont pas aussi courageuses. Ainsi, nous avons connu une femme atteinte d'une élytrosténie parfaitement curable ; quoique mariée depuis plusieurs années, elle avait toujours opposé un refus catégorique à son mari, qui la suppliait de se faire soigner. Que faut-il penser de telles épouses ?

Nous n'oublions pas qu'il s'agit du rétrécissement du vagin et non de son imperforation ; mais il est des cas où il faut agir comme si l'on devait créer un vagin de toutes pièces, sans tenir compte du trajet perméable. Entre le rétrécissement extrêmement prononcé du conduit vulvo-vaginal et l'atrésie, il n'y a parfois aucune différence au point de vue qui nous occupe.

Ces réflexions, évidemment, ne concernent que l'élytrosténie considérable, avec utérus absent ou rudimentaire. On s'étonnera peut-être de nous voir insister longuement sur un sujet aussi restreint, aussi spécial ; mais ceux qui, dans leur pratique, auront rencontré des cas analogues, verront que tout ce que nous avons dit est nécessaire : prendre un parti dans cette conjoncture est en effet chose toujours très difficile.

Quand on est en présence d'une élytrosténie peu prononcée, qui gêne simplement les rapports sexuels, personne assurément n'est embarrassé au sujet du traitement ;

mais dans ces rétrécissements si accentués qu'on est tenté de les confondre avec l'atrésie, le médecin se trouvera perplexe et agitera forcément toutes les questions que nous venons de signaler à l'attention.

Nous avons été à même de faire l'application de ces données, non seulement dans le fait rapporté page 163, mais encore dans le suivant :

Une jeune fille de 18 ans, nommée Anna X..., d'apparence chétive (on ne lui aurait pas donné plus de 15 ans), à peine réglée, était sur le point de se marier. Cette menstruation peu abondante et parfois douloureuse, coïncidant avec une absence totale des mamelles, ce qui n'est pas ordinaire chez une jeune fille de 18 ans, éveillèrent les craintes de la mère au sujet d'un mariage, et elle nous la conduisit.

Le mont de Vénus était presque glabre, les grandes et les petites lèvres ne formaient qu'un seul repli, très petit, circonscrivant une fente ovalaire de la grandeur d'une petite amande : dans cet espace étaient contenus le méat urinaire, normal, et un petit pertuis, par lequel on voyait sourdre goutte à goutte le sang des règles. (Le hasard fit que l'écoulement périodique survint un peu avant notre examen.) Quelque modéré que fût l'écoulement sanguin, nous ne jugeâmes pas prudent de poursuivre notre exploration ce jour-là.

Trois jours après, la jeune fille revint. Nous introduisîmes par le pertuis, signalé plus haut, un stylet presque filiforme, à une profondeur de 4 centimètres. Là, nous étions arrêté par un obstacle non dépressible, constitué, soit par le col utérin, soit par du tissu non résorbé, ce qui était plus probable (1). Le vagin n'était pas plus large à ce niveau

______

(1) Les cas, en effet, ne sont pas rares où un vagin est rétréci dans

qu'à l'entrée, car le stylet n'était pas mobile. L'existence de l'utérus nous parut probable, car le petit doigt introduit dans le rectum et une sonde placée dans la vessie nous indiquèrent la présence d'une masse globuleuse que nous crûmes être la matrice. Les règles venaient-elles de l'utérus ou du vagin? Nous ne saurions le dire : peut-être y avait-il un très petit trajet établissant une communication entre la matrice et le vagin et permettant l'écoulement dans celui-ci du sang menstruel produit par celui-là : ce que nous n'aurions pu voir que plus tard à l'aide du spéculum; peut-être n'y avait-il qu'un suintement de sang provenant des parois vaginales. Le bassin ne nous parut pas plus étroit que d'ordinaire.

Aux questions qui nous étaient faites, nous répondîmes, après nous être enquis des motifs qui l'engageaient au mariage, que, malgré son vice de conformation, la jeune fille pourrait peut-être se marier; mais qu'auparavant, il fallait essayer de guérir le rétrécissement. Nous insistions d'ailleurs pour que la jeune fille restât un certain temps à la campagne, afin de relever sa constitution débile, tant par un traitement médical que par l'hygiène. Après un an ou deux, par exemple, si la jeune fille désirait toujours se marier, nous entreprendrions la cure du rétrécissement; alors seulement nous nous prononcerions catégoriquement. Nous démontrâmes l'innocuité de l'épreuve que nous nous propo-

---

une première portion de son étendue et imperforé dans la seconde. Il faut alors guérir en premier lieu le rétrécissement et ensuite, si l'état des parties le permet, creuser dans les parties molles afin d'augmenter l'étendue longitudinale du vagin et arriver à l'utérus, s'il y en a un. Il peut arriver aussi que la portion rétrécie soit inextensible, dans ce cas, s'il y a de l'étoffe, on est autorisé, ce nous semble, à sculpter un vagin dans les parties molles. Nous supposons bien entendu, la femme mariée ou sur le point de l'être.

sions de faire subir à la jeune malade : une dilatation très modérée. La mère et la fille consentirent, mais un événement imprévu les ayant appelées aux environs de Dijon, où habitait leur famille, nous ne les revîmes plus.

La prudence, qui doit être la qualité maîtresse du médecin, nous engageait à répondre, que peut-être la jeune fille pourrait se marier, bien que dans notre for intérieur nous fussions convaincu que cela était probable. Du reste, après le mariage, nous aurions fait le nécessaire pour donner au vagin toute la capacité désirable : incision de la partie absente de la vulve, etc., etc.

La solution de toutes ces questions est chose trop délicate et trop spéciale, pour que l'on puisse établir une règle générale de conduite. C'est à la conscience du chirurgien, aidé des lumières de la science, qu'il appartient de rechercher, dans chaque cas particulier, quel parti il convient de prendre. Il n'aura qu'à s'inspirer des considérations que nous venons de développer.

En tout cas, quand après un examen approfondi des causes qui nécessitent les secours de l'art, le médecin, qui doit ici être doublé du moraliste, croira devoir intervenir, qu'il le fasse sans aucune hésitation, qu'il ne craigne pas les appréciations plus ou moins malveillantes et le verdict de ceux qui ne professeraient pas la même opinion : fais ce que dois, advienne que pourra.

TABLE DES MATIÈRES

	Pages.
PRÉLIMINAIRES	1
CHAPITRE PREMIER. — DESCRIPTION DU CONDUIT VULVO-VAGINAL.	5
§ I. — Définition	5
§ II. — Description	7
§ III. — Division	24
CHAPITRE DEUXIÈME. — DU RÉTRÉCISSEMENT PHYSIOLOGIQUE	26
§ I. — De l'anneau vulvaire	26
§ II. — De l'hymen	28
CHAPITRE TROISIÈME. — DES RÉTRÉCISSEMENTS PATHOLOGIQUES.	40
ARTICLE I. — *Des rétrécissements congénitaux*	40
ARTICLE II. — *Des rétrécissements acquis*	48
§ I. — Des rétrécissements naturels	48
A. Elytrosténie par défaut de fonctionnement.	49
B. Elytrosténie cicatricielle	50
C. Elytrosténie par inflammation aiguë ou chronique	56
D. Elytrosténie spasmodique	60
E. Elytrosténie néoplasique	66
§ II. — Des rétrécissements artificiels	68
A. Des rétrécissements chirurgicaux	68
B. Des rétrécissements consécutifs aux injections astringentes	73

CHAPITRE QUATRIÈME. — Symptomatologie................ 84

§ I. — Symptômes communs........................ 84
§ II. — Quelques particularités relatives aux rétrécissements spasmodiques........................ 94

CHAPITRE CINQUIÈME. — Diagnostic...................... 99

CHAPITRE SIXIÈME. — Conséquences et Pronostic........... 107

Article I. — *En dehors de l'accouchement* 107
Article II. — *En cas de grossesse*.................. 112
§ I. — Parturition normale 112
§ II. — Dystocie................................ 117
Article III. — *Pronostic*......................... 123

CHAPITRE SEPTIÈME. — Du Traitement.................... 127

Article I. — *Avant l'accouchement*................ 129
§ I. — De la dilatation.......................... 129
§ II. — De l'incision............................ 143
§ III. — De l'exérèse............................ 150
§ IV. — De l'expulsion prématurée du produit de la
conception.................................. 153
Article II. — *Au moment de l'accouchement* 157
Article III. — *Après l'accouchement*................ 162

CHAPITRE HUITIÈME. — Observation...................... 163

CHAPITRE NEUVIÈME. — Médecine légale 174

TABLE DES MATIÈRES.................................... 207

Paris.— Typ. A. PARENT, A. DAVY, Succ., imprimeur de la Faculté de médecine
52 rue Madame et rue Monsieur-le-Prince 14.

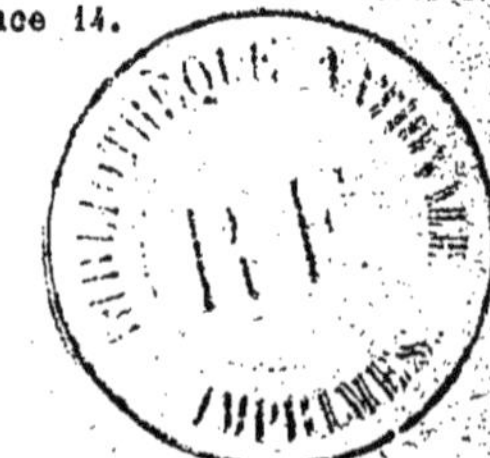

Publications de la librairie A. DELAHAYE et E. LECROSNIER

ÉDITEURS

Traité de pathologie interne, par S. JACCOUD, professeur de pathologie médic. à la Faculté de médec. de Paris, etc. 7e édition. 3 forts vol. in-8 avec figures dans le texte et 37 planches en chromolithographie. 1883..... **50 fr.**
Cartonné... **53 fr. 75**

Curabilité et traitement de la phthisie pulmonaire, leçons faites à la Faculté de médecine par S. JACCOUD, professeur de pathologie médicale à la Faculté de Paris, etc, 1 vol. in-8, 10 fr., cartonné............... **11 fr.**

Leçons de clinique médicale, faites à l'hôp. de la Charité, par S. JACCOUD, professeur, e c. 1 fort vol. in-8 avec 878 pages avec 29 figures et 11 planches en chromolithographie. 3e tirage 1871, 15 fr., cartonné............. **16 fr.**

Leçons de clinique médicale, faites à l'hôp. Lariboisière, par S. JACCOUD, professeur, etc. 3e tirage. 1 vol. in-8 accompagné de 10 planches en chromolith.. **15 fr.**
Cartonné... **16 fr.**

Traité de pathologie interne, appendice aux quatre premières éditions, par S. JACCOUD, professeur, etc. 1 vol. in-8..................... **7 fr.**
Cartonné.. **8 fr.**

Guide élémentaire du médecin praticien, par le Dr BUCHOLTZ. 1 vol. in-8.. **5 fr.**

Éléments de pathologie exotique, 1o Maladies infectieuses; 2o Maladies des organes et des appareils; 3o Animaux et végétaux nuisibles, par M. NIELLY, professeur d'hygiène et de pathologie exotique à l'École de médec. navale de Brest, etc 1 vol. in-18 avec 29 figures dans le texte....... **10 fr.**

Traité de thérapeutique appliquée basé sur les indications, suivi d'un précis de thérap. et de posologie infantile et de notions de pharmacol. usuelle sur les médic. signalés dans le cours de l'ouvrage, par J.-B. FONSSAGRIVES, professeur de thérapeutique et de matière médicale à la Faculté de médecine de Montpellier, etc; 2e tirage augmenté d'un appendice comprenant les progrès récents ré lisés en thérapeutique appliquée. 2 vol. in-8........ **24 fr.**

Formulaire thérapeutique à l'usage des praticiens, contenant les notions et les formules relatives à l'emploi des médicaments de l'électricité, des eaux minérales, de l'hydrothérapie, des climats et du régime, par le professeur FONSSAGRIVES. 1 vol. avec figures intercalées dans le texte. 1882. **4 fr.**
Cartonné... **4 fr. 50**

Leçons de thérapeutique faites à la Faculté de médecine de Paris, par le professeur GUBLER, recueillies et publiées par le Dr F. LEBLANC, 2e édition. 1 vol. in-8. 18 fr ; cartonné................................ **11 fr.**

Leçons cliniques sur la syphilis étudiée plus particulièrement chez la femme, par Alfred FOURNIER, professeur à la Faculté de médecine de Paris, médecin à l'hôpital Saint-Louis, etc 2e édition, 1 fort vol. in-8 avec 8 planches en chromolithographie. 1881. 21 fr. ; cartonné............... **22 fr.**

Des dyspepsies gastro-intestinales. Clinique physiologique, par G. SÉE, prof. à la Faculté de méd. de Paris, etc. 1 vol. in-8, 1881.. **10 fr.**
Cartonné... **11 fr.**

Du diagnostic et du traitement des maladies du cœur, et en particulier de leurs formes anormales, par le professeur GERMAIN SÉE. Leçons recueillies par le Dr F. LABADIE-LAGRAVE (clinique de la Charité, 1874 à 1876). 2e édition. 1 vol. in-8. 1883. 11 fr.; Cartonné.................... **12 fr.**

Traité théorique et clinique de percussion et d'auscultation, avec un appendice sur l'inspection, la palpation et la mensuration de la poitrine, par E.-J. WOILLEZ, médecin honoraire de l'hôpital de la Charité, etc. 1 vol. in-18, avec 101 figures intercalées dans le texte.................. **10 fr.**
Cartonné... **11 fr.**

Leçons cliniques sur les maladies du foie, suivies des leçons sur les troubles fonctionnels du foie, par CHARLES MURCHISON, professeur de clinique médicale, etc. Traduites sur la seconde édition et annotées par le Dr JULES CYR, lauréat de l'Académie de médecine, médecin consultant à Vichy. 1 vol. in-8 avec 46 figures dans le texte.................................. **12 fr.**